考え続けるということ

内科医の思考ノート

牧田香理

幻冬舎ルネッサンス新書
217

はじめに

世の中には、いろいろな立場の人がいます。そしてその立場の違いによって、いろいろな考え方があります。いろいろな考え方があるのは当然ですが、その違い、そのように考えた理由をお互いに理解しようとしないままでいると、誤解、争い、ときに分断に発展していくことにもなりかねません。

日常診療をしていると、患者さんと医療従事者との間に正しい理解がされていないのではないか、と思うことがあります。このままでは、お互いに分かり合えないまま、心が満たされず、不満な気持ちさえももってしまうのではないかと憂慮しています。

お互いがそれぞれ一生懸命しているのに、すれ違っている、交わらない。それはお互いを正しく理解できていないからなのではないでしょうか。ですから、私が知っている医療の現場、現代の医療について少しでもお伝えすることで、お互いの理解を深めることができれば、と願ってコラムを書き始めました。

一人の医師が日頃何を思って、どんな心持ちで仕事をしているのか、また今の世界をどう捉えているのか。その時に問題となっていることにも目を向けながら書いています。

一人の人間はいろんな経験や他者とのつながりによって、物の見方がつくり上げられていきます。私も家族や読書、友だち、先輩、多くの医療スタッフ、多くの患者さん、そしてそのご家族によってつくられてきました。

しかし、一人の人間が一生でできる経験は、ほんの少しでしかありません。ですから、お互い、何をどう考えているかを伝えあおうとする努力をしなければ、その世界は狭いままです。

平行線はいつまで経っても交わることはありませんが、ほんの1度傾けるだけで、いずれその二本の線は必ず交わります。

この本は、一人の人間の頭の中、心のつぶやきをまとめたものですが、お読みいただくことで、少しでもお互いの理解につながることを願っています。

考え続けるということ　内科医の思考ノート

目次

○大切なこと

両親に感謝

2018年11月14日

第一回ですから、やはりここは両親への感謝から述べたいと思います。

うちは普通のサラリーマン家庭でしたから裕福ではなかったですが、大切に育ててくれました。

母はいろいろなものを作ってくれました。ワンピースを縫ってくれたり、ハンカチに刺繍してくれたり、鞄を作ってくれたり、塗り絵の下絵を描いてくれたり。お料理も上手で、一言で言うと手間をかけることを厭わない人でした。

私が小学校6年生の時から勤めはじめましたが、お弁当は高校生になっても作ってくれていましたし、冬はまだ朝暗いうちから洗濯をして出かけていました。仕事も家事も決して手を抜くことはなく、曲がったことの嫌いな、そして細やかな心遣いのできるやさしい母です。

父は、これまた大変正直で真面目な人で、陰日向なく働きます。「ちょっとくらい自分のことを先にしたらいいのに」と思ってもまず他人のことを先にして、いつも自分のことは後回し。大変きれい好きで、庭も畑もいつも手入れが行き届いています。心理学を専門にしていたためか自己主張はせず、人の話をしっかりと聞いてくれます。もう80歳を超えていますが、書く文章は理路整然としており、いまだに父には頭が下がります。最近は歳のせいか少し頑固になってきましたが、家族思いの、愛情表現が下手な、昔気質の父です。

私はこのような両親に大切に育ててもらいました。私には兄がいますが、男女の分け隔てなく平等に育てられ、のびのびと自分の信じた道を歩ませてもらいました。

今の私があるのは、この両親のおかげだと心から感謝しています。

そんな私がひょんなことからクリニックを開院することになりました。医師になって30年。最初の15年は血液内科の専門医として働き、次の15年は腫瘍内科医として抗がん剤治療と免疫治療をしてきました。残りの人生は自分のしたい医療をしていきたいと思います。

がん治療

「効く」という意味

2018年11月21日

風邪をひいて病院にいくと、解熱剤や咳止めなどの薬をくれます。そして、これらの薬を飲んで熱が下がり、咳が治まると「この薬、良く効いたなあ」なんて思います。しかしこれはいわゆる「対症療法」であって、風邪の原因であるウイルスをやっつけているわけではありません。ウイルスを駆逐しているのは、自分たちがもっている免疫力です。

では「抗がん剤が効く」ということは、どういうことでしょうか。「この抗がん剤はよく効く」と言われれば、「これでがんが治る」と思われるかもしれませんが、多くの場合そうではありません。「抗がん剤が効く」ということは、〝腫瘍がある期間縮小する〟または〝進行を一時的に食い止めることができる〟ということです。

これは、今、抗がん剤治療をしているかた、またはこれから抗がん剤治療を受けようとされているかたには厳しい言葉だと思います。ただ、あえてこのように書くのは、「抗がん剤で治そうと思ってがんばりすぎないでほしい」と思うからです。

「風邪薬で風邪を治しているわけではない」のと同じように、「抗がん剤でがんを治しているわけではない」のです。風邪を治すには免疫力が必要なのと同じように、がんを治すにも免疫力が必要です。

「歳をとったせいか風邪がなかなか治らない」などという話はよく聞きますが、つまりは、歳をとって、抵抗力が弱くなって、風邪が治りにくい、ということですよね。

がんも歳をとって、抵抗力が弱くなって、発症した、と考えると考えやすいと思います（そればかりではありませんが）。

であれば、すべての治療の基本は免疫力の強化です。そして、その免疫力という土台の上に、手術、放射線、抗がん剤、などのいろいろな治療方法がより良い効果をみせてくれるのでしょう。それぞれの治療はお互いが相容れないものではなく、併用することによって相乗効果を求めていくものだと思います。

。大切なこと

足るを知る

2018年11月28日

日毎に寒くなり、また冬を迎えようとしています。

難民のニュースでは、年端もいかない子どもたちが冷たい海を渡ってくる姿やまたその途中で亡くなる姿が映しだされ、あまりにも過酷な運命をなぜあの子たちが負わなければいけないのかと心が痛くなります。私は、今、ここ日本にいて、寒さをしのぐことのできる家があり、暖をとることができる環境にあることを有難く思います。

ウルグアイの元大統領　ホセ・ムヒカが２０１２年リオ会議（「国連持続可能な開発会議」）で発言したスピーチの中に、次のような言葉があります。

「貧しい人とは、少ししかものを持っていない人ではなく、無限の欲があり、いくらあっても満足しない人のことだ」

　このリオでのムヒカのスピーチは多くの人の感動を呼び絵本にもなっていますが、子どもたちだけでなく、我々大人こそがしっかりと、じっくりと、かみしめながら、繰り返し読むべきものだと思います。

　日本にいると、電気が通っていて当たり前、電車が遅れずに来て当たり前、警察に電話をすればすぐに来てくれて当たり前だと思っています。しかし、世界には、電気、水道、ガスなど通っておらず、交通手段が非常に乏しい国々はたくさんあります。安全が確保されていない国々もあります。ＷＨＯの２０１９年の統計で、国民の平均寿命が53・1歳であるシエラレオネの子どもたちの夢は、「5歳になりたい」「お母さんに楽をさせてあげられるように1回にたくさんの水を運びたい」「毎日ご飯を食べたい」などだとありました。これが遠い先のことを考えることができない「彼ら」の夢であり、将来を考えることができる「我々」の夢とは明らかに違うのです。

　食べ物の好き嫌いを言い、余分に買っては捨ててしまっている人々は、私を含め自戒の念を込めて反省しなければならないと思います。「自分のお金で買ったのだからどのようにしてもいいじゃないか」というのではなく、ものを大切にし、頂いた命を大切にしないと、それこそ「心の貧しい」人になります。

シエラレオネの乳児死亡率（出生１０００人に対する生後1年未満の乳児の死亡数）は85・９（２０１７年）といわれ、日本が１・８（２０１７年）であるのに比較して驚きの高さです。日本にいれば、24時間病院で診てもらえる、高度な医療を受けられることが当たり前になっています。しかし、これらは決して当たり前ではありません。

最近、あまり聞くことがなくなりましたが「足るを知る」という美徳を大切にしていきたいと思います。

医療の現場

良くなる：悪くなる：変わらない＝１：１：１

２０１８年12月05日

20年ほど前、母が脳外科の手術を受けました。手術がうまくいって症状が改善されるのかどうか、母は私に尋ねました。私の答えはこうです。

「良くなる可能性：変わらない可能性：悪くなる可能性＝１：１：１だ」と。多分、病院の主治医からはそのような説明は受けていなかったと思います。「良くなる可能性があるのだから手術を受けたらいかがですか」と、仰ったかどうかは定かではありませんが、多分否定的な言葉ではなく、肯定的な言葉をかけてくださったのだろうと思います。

しかし私は、右記のように母に伝えました。なぜなら手術は絶対的なものではないこと、またどんなに優れた医師であっても避けられない事態が起こり得ることを知っているからです。医師は、患者さんに良くなって欲しいから手術をし、投薬をするのですから否定的な話はされないことが多いと思います。以前と比べると、現在は手術時の麻酔のリスクや抗がん剤の副作用などについて説明することが多くなったとは思いますが、それでも、肯定的な説明をすることのほうが多いのではないでしょうか。

患者さんも「大変だけどがんばって手術を受けよう」「抗がん剤治療によって延命ができるのであれば副作用が辛くてもがんばろう」と考えられるでしょう。しかしそこには常にリスクがあることを知らなければいけません。そのリスクをも含めての選択でなければならないと思います。

多くのかたは日頃病気についてはあまり具体的に考えないでしょう。病気になって初めて色々と調べる。しかし実際、具体的にどうしたらいいかわからない、というのではないでしょうか。

ではどうするか。私は、主治医を人として信じられるかどうかだと思っています。医師も、完璧ではありません。数万もあるといわれている病名をすべて知っているわけでもなければ、日々新しく見いだされる検査方法や薬を全てフォローできているわけでもありません。しかし信じられる医師と相談し、ご本人、ご家族がいろいろと考え、悩んで出した選択が一番正しい選択だと思います。

結果から見ると、「あのときこうすれば」「こちらの方が良かったのでは」と思うこともあるでしょうが、同時に二つを選ぶことはできません。一生懸命考えて「良い」と思って選んだものが正しいのです。

。大切なこと

ノーベル賞に思うこと

2018年12月12日

毎年10月の声を聞くころになるとノーベル賞受賞者の発表があります。今年は免疫研究の第一人者である本庶佑先生がノーベル生理学・医学賞を受賞されました。

ここ数年、毎年、「今年のノーベル賞は本庶先生だろう」と話していましたが、遂に今年、本庶先生の受賞の知らせを聞くことができ、心より嬉しく思います。

世界中の多くの俊英な研究者たちが日々研究をしてくださっていても、薬として我々が恩恵を被ることができるのは2万～3万の研究に一つと言われています。本庶先生がそのようなすばらしい研究をしてくださり、がんに悩む多くの人々に光を見いださせてくれたことに深く感謝いたします。

さて、ノーベル賞でもうひとつ気になるのがノーベル平和賞です。今年は、コンゴ民主共和国のデニ・ムクウェゲ医師と、過激派組織ＩＳによる凄惨な性暴力の実態を世界に訴えてきたイラクの少数派、ヤジディ教徒のナディア・ムラドさんのお二人が受賞されました。

このお二人のスピーチは、耳を覆いたくなるような悲惨な内容のものもありましたが、現実に今、この世界で起こっていることなのです。1歳半の赤ちゃんに性的暴力を行う、10歳の女児に複数人による性的暴力が毎日行われるなど、考えただけでも怖気るようなあり得ないことが現実に起こっているというのです。また、このようなことが数千人単位で、いや、もしかするともっと多くの女性、女児が被害に遭っていると言うのです。

デニ・ムクウェゲ医師は「見て見ぬふりをすることはしないでほしい。見て見ぬふりをすることは共犯者と同じである。無関心に対する闘いこそが求められています」と訴えています。

ノーベル賞の授賞式を見ていると、〝人間ほどすばらしい生き物はない〟と思う一方で、〝人間ほどひどく、むごく、醜い生き物はない〟と思うのです。

我々は、なかなか本庶先生のようなすばらしい研究はできませんが、困っている人に手をさしのべることはできるでしょう。一人一人が、自分のできる範囲で他人を思いやれば、世界はいつの日にか平和になるのではと祈ってやみません。

医療の現場

我々の原動力

2019年01月09日

平成最後となる年が始まりました。

年の始まりは、お屠蘇とおせちとお雑煮でしょうか。そして年賀状。いつの間にかメールやＬＩＮＥでの挨拶が増えましたが、やはり年賀状を頂くのは嬉しいものです。

そしてかつて主治医をしていた患者さんからの年賀状を見つけると嬉しさも増します。当時短大生だったかたが「30歳代最後です」と書いてあったり、「生まれてくる孫の顔を見たい」と仰っていたかたが「孫が今年高校生になります」と書いてあったり、当時小学生だった子どもさんの「就職先が決まりました」だったり。

いわゆる勤務時間以外でも、帰宅後、または休日に更なる研究や勉強をしているかたは少なくないと思います。それは、出汁のとり方かもしれないし、新しい布の織り方かもしれません。大切な着物についたシミをとる方法を模索しているのかもしれなければ、もっとスムーズな動きをする義手の試作品を作っているのかもしれません。

ではなぜ、勤務時間外にそのようなことをするのでしょうか。

それはやはり誰かが喜んでくれるからでしょう。喜んでくれる人がいるから、自分が納得するまで、「大変だ」などとは思わず没頭できるのだと思います。

我々も、診療中には勉強できませんから、帰宅後に勉強したり、土日に研究会やセミナー、学会に行ったりします。新しい知識を得ることは楽しいですし、それを患者さんに還元できることは嬉しいのです。

今年も頂いた年賀状のように、喜んでくださるかたがいることが我々の仕事への原動力になります。

先日の1月7日にも、患者さんのご家族から、「今日、ＣＴと内視鏡の検査をしたのだけれど、病巣が消えたと言われました」と弾んだ声でお電話を頂きました。画像上、視診上、異常が認められないことと、病気が治ったことは別の話ではあります。しかし、良い結果だったことに間違いなく、新年早々頂いた嬉しいご連絡に、我々スタッフ一同の笑顔が広がりました。

医療の現場

廃棄される医薬品

2019年01月16日

去年末、平成31年度政府予算案が閣議決定され、遂に１００兆円を超えました。私は政治経済についての知識が薄いのでいい加減なことは言えませんが、いわゆるこの国の収入のうち３分の１が借金によるもののようで、積もり積もった国民に対する借金は、国民一人当たり９００万円とか。

そんな中、もう1年ほど前になるでしょうか、左記のような記事が発表されました。

「慶應義塾大学の特任教授が国立がん研究センターと共同で調査したところ、年間に廃棄される医薬品は抗がん剤だけで約７３８億円、薬全体では約１０００億円と推計された」

また次の様な記事もありました。「年間１００億円分以上の薬が、期限切れのため薬局で廃棄されているともいわれている」「降圧剤、高脂血症治療薬、血糖降下薬など、高齢者が飲み残す薬の額は年間５００億円以上になるといわれ、処方された全量の半分が無駄になっているともいわれている」

正確なところはわかりませんが、つまり、１５００~２０００億円ほどの薬代が毎年捨てられているということになります。これは、金額的にも巨額ですが、それだけではなく、その薬を開発してくれた研究者、作ってくれた製薬会社にとっても悲しいことだと思います。

子どもや孫たちの世代に大きな負担を強いながら財政をやりくりしている状況下で、薬だけでもこれだけの金額が廃棄されている。このお金は国民から徴収したものであり、どこからか湧いてきたわけではありません。

ここにはいろいろな問題があると思います。安全性を考えると、一度開封した抗がん剤を他の患者さんに使ったり、翌日使ったりすることはありません。また内服薬にも有効期限があるので、効能はほとんど落ちていなくても期限が過ぎれば廃棄しています。

日本は皆保険ですから、保険診療の病院に行くと費用はなんと１割負担、３割負担になっています。では残りの９割、７割は誰が払ってくれているのでしょうか。

我々は一度安く手に入れたものは、なかなか元の値段では買う気にはなりません。しかし、１００００円の薬を３０００円で、10万円の検査を１万円ですることに慣れてしまっては、財政が立ち行かなくなることは当然でしょう。

〝お互い様〟の精神で日本の医療は成り立っていますが、現在の日本財政を鑑み、そして広く世界の医療情勢を慮り、この問題を我々一人一人が考えなければならない時が来ています。

°大切なこと

日常の五心

2019年01月23日

素直・反省・謙虚・奉仕・感謝を「日常の五心」と言うらしい。ちょっと出所をみてみたがわからない。多分、いつの世にもどこの国でも大切な心の在り方なのでしょう。

一、「はい」という素直な心……自分が正しい、と思うのではなく、相手の言っていることにも理解を示すこと。以前、患者さんが仰った症状に「それは病気と関連ないんじゃないのかな」と思いましたが、調べてみると関連がある。まず相手の言うことをそのまま受け入れるという姿勢が私の素直。

一、「すみません」という反省の心……ただ言葉として謝るのではなく、きちんと反省すれば必ず次は少し良くなります。素直な気持ちで反省すれば、自分をちょっと高めることができるでしょう。

一、「おかげさま」という謙虚な心……日常の何気ない生活は「おかげさま」の塊。私たちが不自由なく日々暮らせるのは、多くの人のおかげ。

昔、新幹線の安全点検を仕事とされている患者さんがいらっしゃって、終電後から始まって、始発までに終わる点検のことを教えてくださいました。「ああ、こうして人知れずきちんと点検してくれるかたがいらっしゃるから我々は安心して乗れるんだ」と思ったものです。
一、「私がします」という奉仕の心……職場でも家でも、それぞれの役割があります。その人にしかできないこともありますが、その人じゃなくてもできることも結構あります。
自分に時間があれば手伝う、自分が忙しければ手伝ってもらう、お互いの心の持ち方でスムーズにはこぶことは多いと思います。

そしてそこには寛容な心も必要になります。してくれたことに完璧を求めると、感謝の気持ちが薄れることがありますから。
一、「ありがとう」という感謝の心……「ありがとう」はご存知、「有り難い」。そうしてくれることが普通ではなく「有り」「難い」こと、だから感謝です。

がん治療

検査の目的

2019年01月30日

何か自覚症状があると病院を受診します。風邪症状や胃腸症状であれば診察を受けてお薬を処方してもらいます。しかし、咳が1か月続くとか、胸が痛いなどとなると、医師はそれぞれの症状から思い浮かべられる疾患を想定して検査を進めていきます。

検査というものは、大きく分けて〝疑って行う検査〟と〝否定するために行う検査〟があります。そうして疑いの範囲を段々狭めていって診断をつけ、治療へとつなげていきます。

診断がつき治療が始まると、あとはあまり検査をしません。検査は〝心配だからする〟わけではないからです。診断後の検査は、基本的には治療方法を決定するために行います。

たとえば、「抗がん剤を今日、投与していいかどうか」を決めるために血液検査をします。その結果、白血球が少なければ、「今日の抗がん剤投与は中止にしましょう」となります。また「今まで行ってきた抗がん剤を、今後も継続するかどうか」を決めるためにＣＴ検査を行います。腫瘍が小さくなっていれば抗がん剤の効果があると考えて「今後も同じ抗がん剤治療を継続しましょう」となるのです。

しかし、それぞれの検査は絶対的なものではありませんし、検査の限界というものもあります。血液検査の結果で、以前は「正常値」と言われていたものも、今は「基準値」と言うようになりました。つまり、「基準値」に入っているから「病気でない」わけではなく、「基準値」に入っていないから「病気である」というわけでもないのです。

ＣＴ上、以前認められていた異常が認められなくなったからと言って病気が治ったとは言えないですし、正常とは言い難い影が消えないからといってそこに活動性の病巣が残っているとも限らないのです。

つまり、検査は絶対的なものではなく、評価の参考にするものです。

当院に通院されているかたで、「今は、なんの自覚症状もないから血液検査も画像検査も受けない」と仰っているかたがいらっしゃいます。「検査が絶対的なものではないし、検査結果に左右されたくない。仮に半年後に検査をして悪くなっていても、それは承知のうえです」と。私は「それはそれであり」の選択だと思っています。

。大切なこと

自身の「最期」に思いを巡らせる

2019年02月06日

人は必ず最期を迎えますが、それは残された者にとってはとても悲しいことです。以前、知り合いの先生のお母様が90歳をこえて亡くなられたのですが、病気ではなく穏やかな最期ときいていたので大往生だと思い式に参列しました。しかしお別れの会で息子さんは「死んでいい年なんてない」と言われました。確かにその通りで、「死んでもいい年齢なんてない」のだと、その時の言葉が深く心に残っています。

日本の死因は、第一位ががんによるもので30％弱。その他、心臓疾患、肺炎、脳血管障害を合わせた上位4疾患で60～70％を占めます。老衰は7％前後ですので、思い描くような穏やかな最期を迎えることはなかなか難しいことになります。

若い頃は自分の最期について真剣に考えることはあまりないと思いますが、私は50歳を過ぎた頃から、「自分はどのように最期を迎えるのだろう」と思うようになりました。「痛いのは嫌」「苦しいのも嫌」「食べられなくなって胃瘻を作られるのも嫌」「人工呼吸器にはつながれたくない」「心臓マッサージはしないで」「意思を伝えられない状態で寝たきりは嫌」。

厚生労働省の平成29年のデータによると、日本の平均寿命は、男性約81歳、女性約87歳ですが、健康寿命は男性約71歳、女性約74歳で、平均介護期間は男性約10年、女性約13年もあるそうです。

自分の気持ちを自分で伝えられるうちに、感謝や願いを伝えておくことは大切なことです。「最期」の話を忌避してはいけないと思います。自分としての尊厳を保つためには、自分の気持ちを伝えておくことが大切です。

「死」は決して負けではありません。もし死が負けなら、生きとし生けるものはすべて敗北宣言を出すことになります。古い言い方かもしれませんが、お天道様に恥ずかしくないように今を一生懸命生きていれば、その人は人生の勝者だと思います。

昔、担当していた肺がんの患者さんが亡くなられたとき、最期に「お父さん、立派だったよ」と声をかけた娘さんを今でも忘れられません。

医療の現場

病理診断医と放射線診断医

２０１９年02月13日

私は内科医なので、虫垂炎の手術もできなければ、白内障の眼内レンズの入れ替えもできません。「盲腸の手術くらい簡単じゃないの？」と思われるかもしれませんが、私にはできません。ですから、それぞれの専門の先生方には尊敬の念を持っています。

その中でも、私がすごいなあと日頃から思っているのは病理診断医と放射線診断医です。

たとえば内科だと、患者さんと話をしながら知りたいことをお聞きし、その答えから考えを進め、病気をしぼっていきます。更に触診したり聴診したりしながら知りたい情報を集めていくわけです。しかし、病理医や放射線画像の読影医は細胞や画像が相手ですから、それ以上の情報が無い状況で結果を出さなければいけません。

そして、その結果で我々は治療方針を決めます。病理医が「良性」と言えば、我々は治療をしないですし、放射線診断医が「前回認められた異常所見、認めず」との所見を示せば治療終了とします。つまり、病理診断、画像診断の専門の医師が言ったことが直接治療に反映されてくるのです。

多くのかたは、多分、病理組織の結果はどの病理医がみても同じだと思われているのではないでしょうか。病理医は細胞の並び方、核の大きさや位置、いろいろな抗体での染色度合いなど多面的に総合的にみて診断をつけますが、見解が異なることもあります。白か黒かは誰が見ても同じでも、「灰色」と言われたときに「どの程度の灰色か」は違うのではないでしょうか。もちろん、明らかなものはどの病理医がみても同じ結果になりますが、日々の現場では迷うことも時にはあるわけで、他の病理医に相談したりして、更なる検討をしてくれています。待っている患者さんからすると、「もう検査してから２週間も経つのに、まだ結果が出ないの？」と思われるでしょうが、病理医は、より正確な診断を出そうと全国の専門医と協議しているのです。ですから少し、お時間を頂くこともあります。

また、プレパラートは千分の数㎜の厚さのものを観察するので、仮に１㎝の大きさの腫瘍を切除したとして、その全てを観察できるものではありません。

このように全ての検査には限界があります。当然ですが、いや、皆さんには意外かもしれませんが、「病変が無い」というのは「病変が有る」というより難しく、診断をして下さっている先生方に感謝します。

病理診断医や放射線診断医は、いわば医療の縁の下の力持ちです。患者さんと直接お話をすることはなかなかないですが、この先生方の力なくして日常診療は成り立ちません。

大切なこと

同じ方向を向いて

2019年02月20日

先日、乗馬歴30年というかたとお会いしました。まなざしの優しい、大変穏やかな雰囲気のかたで、新鮮なお話を伺えました。

そのかたによると馬は視野が３５０度と広く、左右それぞれの目で同時に別々の風景を見ることができるそうです。そして乗っている人にはその理由がわからなくても、馬が急に走り出したり、耳をぴくぴく動かして何かを聴き取ろうとしたりしていることもあるというのです。

つまり、馬には人間には聞こえない音が聞こえるし、人間に見えないものも見えるのではないだろうかと仰るわけです。同じように、人間には匂えない匂いを嗅いだり、人間の肌には感じられないものも感じたりしているのかもしれません。多分、人間のいう「五感」以外のすばらしい認知能力があるのでしょう。

確かに、生まれ故郷に帰る魚も、広い海を渡る渡り鳥も、その能力は我々が想像もできないものです。鳥がV字編隊を描きながら飛ぶ不思議、蟻が自分の巣へ餌を持って帰れる不思議。植物を含め彼らの能力には驚くばかりです。

さて、そのかたは、乗馬において馬は人間のパートナーであると言います。「あっちに行って」「ここで駆けて」という指示をするのは人間だけれども、それは上下関係のもとでの指示ではなく、仲間として騎乗者が方向性を示しているだけだというのです。だから馬から教えてもらうこともたくさんある、と。そして「教えてもらう」という気持ちがあるほうが、馬と仲良くなれるし、上達も早い、と。

それは、我々においても同じでしょう。医療従事者と患者さんとは病気を治す、またはコントロールするという目的におけるパートナーです。「こうしましょう」という提案をするのは医療者であっても、患者さんと医療者が同じような気持ちで同じ方向を向いているほうがより好ましい結果になると思います。患者さんが医師任せにするのも良くないですし、医師が患者さんの考え方や希望を理解しないまま進めるのも良くないでしょう。

お互いが、可能な範囲で理解し合い、協力し合っていくことでより良い結果へ導かれるのだと思います。

医療の現場

医師の働き方改革

2019年02月27日

厚生労働省の「医師の働き方改革に関する検討会」が1月11日に開催され、時間外労働の上限時間が原則、月１００時間未満とされました。しかし、「やむを得ない場合には時間外労働の上限時間を年間１９００～２０００時間とする」という事務局案が提示されています。つまり月平均で換算すると約１６０時間の時間外労働が法律で認められる、ということになります。医療の現場はやむを得ないことばかりですから、「原則」はいとも簡単に「やむを得ない場合」に変わるでしょう。つまり過労死ラインの残業が月80時間と言われている現代において、医師は毎月１６０時間までの残業が法律で認められるということになるのです。全日本自治団体労働組合総合労働局長の森本正宏氏も「１９００～２０００時間は一般的な労働者の年間平均総労働時間と同じ。つまり医師は2人分働くことになるという感覚を認識する必要があるのではないか」と発言しています。

さて、ここで気になることがあります。果たして、このような仕事の仕方をしている医師に大事な手術を任せて大丈夫でしょうか。難しい判断を任せて不安はないでしょうか。自分の主治医は論文を読んで新しい情報を得てくれているでしょうか。検査データの見落としはないでしょうか。そして、外来では穏やかに話を聞いてくれるでしょうか。

これはかなり難しいですよね。一日16時間働きながらも、心穏やかに話を聞いてくれて、最新情報はしっかりと得て冷静な判断をし、ゴッドハンドの手術をしてくれる。あり得ないと思いませんか。「医師の働き方改革」って、本当にこれでいいのでしょうか。これは「医師」の問題ではなく、「患者さんへの医療の質」の問題なのです。

左記の医師川柳。おもわず笑ってしまいますが、これが現実です。

○　カップ麺　3分たたずに　また急患

○　食生活　指導する医者　不摂生

○　当直で　こどもに顔を　忘れられ

○　今日もまた　浴びることなき　陽の光

○　当直後　一日オペして　また当直

がん治療

がんの告知について

2019年03月13日

平成という年号がもうすぐ終わります。「医療の世界においてこの平成の30年間で医師と患者の関係が大きく変化したのは、がん告知においてである」との記事が目に留まりました。

厚生労働省の全国調査によると、平成元年頃のがんの告知率は15％ほどであったようですが、２０１６年に国立がんセンターが行った「がん登録全国集計」では都道府県別の平均告知率は94％に達しています。告知率が急速に上がった理由は、告知に対する世論の要請が高まったことや、治療技術の進歩により治る確率が高くなったことによるそうです。

私が医師になったのは平成2年なので、確かにこの動きを実感しています。当時は「胃がんは胃潰瘍」「肺がんは肺真菌症」「肝細胞がんは肝膿瘍」などと説明していました。ご家族には病名をお伝えし、今後の治療方法、予後予測などをお話ししていましたが、多くの家族はご本人に病名を告げることを希望されませんでした。１９９５年の最高裁のがん告知に関する判決においても、「告知は医師の裁量の範囲内」とされ、患者さんに病名を告知するかどうかは医師の判断によるとされました。

しかし、２００２年の病名告知に関する最高裁判決では「医師は患者・家族にがん告知を検討する義務がある」と方向性が変わり、「患者の知る権利」が認められた判決がなされました。そして２００６年の「がん対策基本法」では「本人の意向を十分に尊重して治療方法等が選択されるように」とあり、２０１８年の「がん対策推進基本計画」では「がん患者を含めた国民が、がんを知り、がんの克服を目指す」と定められました。つまり、政府の方針としても、「がんは本人に告知する」ことが前提であるとして話は進んでいます。

さて、ここで問題になるのは告知の内容です。果たして、病名を言うのががん告知なのか、予後を含めたその病気の統計データまで言うのががん告知なのか。病名は同じであっても、治せる率がかなり高いかたもいらっしゃれば、数か月先が読めないかたもおられます。それを一律に告知すべきなのか。平均余命は統計上の数値であり、日々の診療においても患者さんによりかなり差を感じます。

ですからもし自分ががんになったらどこまで知りたいか、話し合っておくことは必要だと思います。実際その時になれば考えは変わるかもしれません。しかしどのような治療を受けたいか、またどのような治療は受けたくないか、話し合うことができればと思います。

がん治療

後悔がないような

2019年03月27日

桜開花のたよりが聞かれるようになり、確かな春の訪れを感じます。

この時期は受験の合格発表も終わり、望ましい結果であったにせよ、なかったにせよ、それぞれが次のステップを踏み出そうとしていると思います。

先日見ていたＴＶで、ある受験生がインタビューに答えていました。彼は担任の教師から合格はまず無理だろうと言われていた大学を受験したそうですが、彼曰く「合格できそうな大学を受けて合格したとしても、行きたかった大学を受験しなかったことを後悔すると思うんです。でも行きたい大学を受験して落ちたなら、勉強をしなかったことを反省するけど、受験したことを後悔はしないと思うんです」と。

確かに、物事を選ぶときはいろんな基準があると思います。「今できることをする」というのも考え方だし、「したいことをする」というのも考え方でしょう。それぞれの場合と考え方で選べば良いことであって、どちらが正しいとか、間違っているとかいうものではないと思います。

これは、病気の治療においても同じでしょう。現代はインターネットなどで病気や治療方法についていろいろと調べることができるようになりました。それらの情報が正しくないこともありますが、発信元をたどれば信頼性のある情報を得られるものです。

そうして得られた情報から、受けたい治療を考え、受けることができればいいなと思います。その選択が良いかどうかは誰にもわかりません。往々にして物事は結果からしか判断されませんから。しかし、受けたい治療を受けられないというのは、後悔が残ると思います。ただ、「選ぶ」ということには「責任」を伴います。描いていた経過、期待していた結果と違うこともままあると思いますが、それは受け止めなくてはいけません。

２０１８年、免疫研究の第一人者である本庶先生のＰＤ‐１／ＰＤ‐Ｌ１の研究がノーベル賞を受け、免疫治療に目が向けられました。しかし、まだまだがん治療において、「抗がん剤治療、放射線治療、手術」と免疫治療との併用が認められるケースは少ないのが現状です。自分の受けたい治療方法を相談し、副作用などを鑑みたうえで、可能なら受けられるようになる日が遠からず来ることを願います。

がん治療

腫瘍マーカー

2019年04月03日

がんを疑う時や、がんの病勢をみるのに腫瘍マーカーを測定することがよくあります。また、検診などで腫瘍マーカーが検査されることもあるでしょう。

しかし、我々は検査の結果に振り回されてはいけません。検査結果が気になるのは当然ですし、医師も参考にします。しかし、腫瘍マーカーは決して絶対的なものではないのです。

腫瘍マーカーは、

1）がんの早期発見

2）手術後の再発の早期発見

3）がんの病勢の評価・治療効果判定

などを目的に検査されます。しかし、腫瘍マーカーは絶対的なものではなく「参考」にするものですから、上がり下がりをそんなに気にせず、あくまでも「参考」にするのが良いと思います。

とは言っても、やはり現実的には数字が気になりますから、毎回グラフを作って見せてくださるかたもおられます。また、主治医も検査結果を重視してしまっていることもあります。

1）「がんの早期発見」ですが、腫瘍マーカーが上がっている時点では進行していることが多く、前立腺がん、卵巣がん、肝臓がんなど、早期からマーカーが上がることもある病気以外は、早期発見のために測定するのはあまり有用ではありません。

2）「手術後の再発の早期発見」のためのフォローにマーカーを使うこともよくありますが、症状が動いてから検査しても予後に変わりはないと言われているものもあります。

3）「病勢評価・治療効果判定」のために検査するのも、それによって治療方針が変わるのであれば必要ですが、治療方法が変わらないのであれば要らない、とも思います。

検査をすれば結果を見ます。腫瘍マーカーの数字の横に「↑」や「H（high）」がついていれば不安になります。前回より値が高くなっていれば、なんとなく身体がだるく感じてしまうこともあるでしょう。

しかし、検査が中心にあるのではありません。あくまでも「人が主」であり、「検査は従」であることを、そう考えるのはとても難しいけれども、頭のすみに置いておいて欲しいと思います。

がん治療

感度と特異度

2019年04月10日

腫瘍マーカーの血液検査で「この検査は感度80％」と言われると「この検査で陽性なら80％の割合でがんである」と思いませんか。でもそうではありません。

「感度」とは、病気の人のうち検査で正しく「陽性」（＝病気）と出る人の割合のこと。また「特異度」とは、病気でない人のうち検査で正しく「陰性」（＝病気ではない）と出る人の割合のことです。

たとえば、ある腫瘍マーカーの検査で、がんの人が「陽性」と出る確率（＝感度）が90％、がんでない人が「陰性」と出る確率（＝特異度）が90％の場合を考えてみましょう。

そして、今、仮にがんにかかっている人の割合（＝有病率）が１％だとします。

検査を１０００人が受けたときに、有病率が１％なのでがんの人は10人。がんでない人は９９０人です。

感度が90％なので、

がんの人で陽性と出る（＝正しい結果）のは、10（人）×０・９（90％）＝９（人）

がんの人で陰性と出る（＝間違った結果）のは、10（人）×０・１（10％）＝１（人）

特異度が90％なので、

がんでない人が陽性と出る（＝間違った結果）のは、９９０（人）×０・１（10％）＝99（人）

がんでない人が陰性と出る（＝正しい結果）のは、９９０（人）×０・９（90％）＝８９１（人）

つまり、検査結果で陽性と出た人９＋99＝１０８のうち、実際にがんの人は９人つまり、陽性的中率は８・３％で、誤警告率（検査が陽性でもがんが見つからない割合）が91・７％となります。感度90％といわれる検査で陽性となれば、まずがんだと思ってしまうと思いますが、実際には１割もいないということです。

腫瘍マーカーの検査をすると、たとえば「ＣＡ19―９　７・２（基準値　37・０以下）」などと書かれていると思います。つまり、腫瘍マーカーはがん細胞のみに検出される物質を見ているわけでは無く、〝正常細胞にも見られるががん細胞に多い物質〟を見ているので、「基準値○○以下」などの表記があるわけです。つまり、検査に絶対的なものはなく、物事を判断するには、多角的にみる必要があるのです。

がん治療

患者さんの気持ちと家族の思い

2019年04月17日

ここに来られている患者さんが先日、「こんなに落ち着く空間があるんですよね」と言われました。車で5時間ほどかけて来られるので、「遠くから大変でしょう」とお話をしていた時のことです。そのかたは、「遠いけど、ここに来るとほっとして自分だけの空間を感じることができる」と言われました。

ここに来られる患者さんは病状が楽観視できないかたも多く、ご家族もいろいろと気遣われています。食事のことでも、「これを食べるように」「これは控えた方がいい」と考えてくれるといいます。しかしそれは患者さんにとっては辛い場合もあります。私は患者さんの体が欲するものが多分適切な食事であり、本人が「これくらいだったら食べられる」という量を、食べたいときに食べるのが良いと思っています。人によっては昼ご飯がヤクルト1本の時もあるでしょうし、夕飯がアイスクリーム一口で終わることもあると思いますが、それはそれでいいと。「無理して食べるとあとが余計にしんどい」という声を聞きますし、「食べるように言われるので、食事の時間がくるのが嫌だ」と言われたかたもいらっしゃいます。

もちろん、家族だからこそ、そこまで気遣ってくれるわけですが、それは有り難いことである反面、本人にとっては重たいこともあるのです。〝家族だから、すごく甘えることもできる〟のだけれど、でも〝家族だから、したくなくてもしないといけないと思ってがんばってしまうこともある〟と。

それが、食事とか旅行などであれば、まだなんとか折り合いをつけることもできると思いますが、治療方針となるとまた難しい。自分としては「もう抗がん剤はしたくない」と思っていても、ご家族から「がんばってね」と言われるとなかなか嫌とは言いにくい。「抗がん剤を2～3か月休みたいな」と思っていても、「間をあけると悪くなるかもしれないから、続けて受けた方がいい」と言われると、なかなかNoとは言えない。家族だから故の難しさもあるようです。

クリニックに来て、たわいもない話をし、「ぼーっと一人になれる時間が嬉しい」と冒頭のかたは言われました。家を出るときに「遠いけどがんばって行ってきてね、といわれるけど、自分はここに来るのが楽しいんです」と。

病気の治療だけではなく、ここが少しでも息抜きやくつろぎの場になってくれればいいなと、スタッフ一同思っています。

。大切なこと

豊かな心

2019年04月24日

私が小さかった頃、かわいい模様の包み紙や、きれいなリボンは大切にとっておいたものです。荷造り用の紐、袋の口を止めてある針金、柔らかい物を包む気泡緩衝剤・プチプチも取っておきました。昔は、とりあえず何でも「また使えないかなあ」ととっておいたものです。

しかし、今はそれらが安価に買えるためか、捨ててしまっていることが多いのではないでしょうか。花束を包んである美しい和紙も、お菓子の入っているかわいい箱も、ゴミになっているように思います。確かにいろんなものが安く買えるようになりましたが、安く買えることがものを粗末に扱ってもいい理由にはなりません。豊かになることと無駄にすることは違います。

たとえば、日本人一人あたりの生活用水使用量は、統計の取り方にもよりますが、現在３００リットル前後で、50年前の約2倍になっていると言います。水の使用量が豊かさのバロメーターとも言われているようですが、豊かさとは何でしょうか。物が溢れていることが、豊かなことではありません。

我々が使っている水はどのようにして蛇口まで届けられているのだろうか、そのチョコレートはどんな小さな子どもたちが集めてくれたカカオから作られたのだろうか、このお肉は誰が育ててくれた豚なのだろうか。一つ一つを考えると、無駄な買い物はしないでしょうし、粗末な扱いもしないでしょう。

物が豊富にあることと、心が豊かであることは違います。物を大切にしてこそ、本当に豊かな心が生まれると思います。

◦時事・社会

自分の頭で考える

２０１９年05月08日

5月3日は「憲法記念日」ですが、戦後１９４７年5月3日に日本国憲法が施行されたことを記念してつくられたというのですから、まだ日本国憲法は生まれてから日が浅いのですね。

さて憲法記念日になると、毎年、「改憲論」と「護憲論」の話が出てきますが、我々はそれぞれの意見をどこまできちんと理解して、賛成または反対をしているのでしょうか。

１９８５年に設立された国際ジャーナリスト集団「国境なき記者団」が、毎年恒例の「世界報道自由度ランキング　２０１９」をこの4月19日に発表しました。世界１８０カ国を対象としており、ジャーナリスト、人権活動家、法律専門家などが50の質問に答える形式で「報道の自由度」がランキングされるそうです。今年の日本の順位は67位。ボスニアが63位、クロアチアが64位、ときてギリシャ、ニジェールの次に日本が登場します。この順位をどのように思われますか。高いでしょうか、低いでしょうか。正直なところ、私はもう少し順位が高い、つまり自由度が高いと思っていました。

　物事は、知れば知るほど迷うものであると思います。……いや、更に極めれば迷わないのかもしれませんが。たとえば、幼児に「１より小さい数」と問えば「０」と答えてそれは正しいでしょう。しかしもう少し大きな子どもに尋ねると「０・５だろうか」「１／３だろうか」と迷うかもしれません。はたまた「マイナスもありだし」と。つまり、知識が増えれば増えるほど迷うことが多くなることもあると思うのです。

　物事を議論するには、自分の考え以外にもいろんな意見があることを知る必要があります。そのうえで持論を述べる。相手の考えも理解しようとして傾聴する。その結果、自分の考え方が変わるかもしれないし、相手への理解が深まるかもしれない。

「世界報道自由度ランキング　２０１９」で日本が67位であったことをどうとらえるか。なぜ、67位だったのか。その原因は何なのか。

　これからの更なる情報化時代。与えられた情報ではなく、自分で確かな情報を探しに行く力が大切になってくると思います。自分の頭で考えて主体的に行動できるように、多方面から正確な知識を得て、自分自身を深めたいと思います。

がん治療

緩和ケアについて

２０１９年05月15日

「緩和ケア」という言葉に、どのようなイメージを持っておられますか？まだまだ、多くのかたが「治療方法がなくなった人が、最終的に受けるケア」と思っておられるのではないでしょうか。

当院の外来でも、「主治医から緩和ケア科の受診を勧められたが、まだその必要は無い」と言われるかたが少なくありません。しかし、緩和ケアは、たとえばがんと診断されたら初期段階からかかわるほうが良いケアだと思います。

たとえば、

- 自分の病気について知識を深め、治療方法の選択の一助にする
- がんによる痛み、倦怠感や、がん治療に伴う吐き気を緩和する

- 病気が見つかる以前の日常生活に近い、食事、睡眠、排泄などを少しでも取り戻す
- 患者さんやご家族の将来への不安を和らげる
- 病気が診断されたことによる社会からの孤立感を軽減し、復職・就職、経済的不安への対応をする　など。

確かに、ＷＨＯ（世界保健機関）は１９９０年に、緩和ケアの定義を「治癒を目指した治療が有効でなくなった患者に対する全人的ケアである」としていましたので、このイメージが未だに人々には広く残っていると思います。しかし、ＷＨＯは２００２年に緩和ケアの定義を修正し、「緩和ケアとは、生命を脅かす疾患による問題に直面している患者とその家族に対して、痛みやその他の身体的問題、心理社会的問題、精神的な問題を早期に見いだし、適切な評価と治療によって、苦痛を予防し和らげることで、ＱＯＬ（生活の質）を改善するアプローチである」としました。

これは、がんに限らず、難病の神経疾患、ＣＯＰＤ（慢性閉塞性肺疾患）などの呼吸不全、慢性心不全などの方々に早期から提供されるべきケアであるという立場を明確にしたものです。

自分の悩みは自分で解決しよう、また、しなければいけない、と思っている患者さんがまだまだ多いと思います。しかし、よく言われるように、「喜びは人と分かち合えば二倍になり、

悲しみは人と分かち合えば半分になる」と思います。緩和ケア専門の医師、薬剤師、管理栄養士、臨床心理士、ソーシャルワーカーなどが介入することにより、現状を少しでも好転させることができればいいなと思います。

世の中には、我慢しなければいけないこともたくさんあります。がんばらなければいけない時もたくさんあります。しかし、病気における辛い、苦しい、寂しい、怖い、不安な気持ちは我慢しなくていいと思います。

緩和ケアへの扉は広く開かれています。「どうしよう」「どうしたらいいんだろう」と思ったら、まずは緩和ケア科に相談してみてはいかがでしょうか。

がん治療

今、何のために治療を受けているのか

2019年05月29日

当院に来られているがんの患者さんから「主治医から、もう治療方法が無いと言われて驚きました」という話を聞くことがあります。

がんと診断されると、手術・放射線・抗がん剤などの治療方法の提案があると思います。多

くのかたは手術や放射線治療は回数に制限があるということはご存知だろうと思います。しかし、抗がん剤はなんとなく、「今の薬が効かなくなったら、次の治療薬があるだろう」と思っていらっしゃるかたもおられるのではないでしょうか。確かに、高血圧も糖尿病も多くの場合「次の手」があります。しかし、抗がん剤にはあまり種類がありません。「1st line」「2nd line」「3rd line」くらいまででしょうか。それも同じような薬の組み合わせです。

　また以前にも書きましたが抗がん剤で「効果がみられる」ことと「治る」ことは別なのです。効果があるとは〝ある期間〟「腫瘍が小さくなる」、または「腫瘍が大きくならない」ということですから、たとえば「奏効率30％」と言われても、「この抗がん剤を使えば30％の人は治る」わけではありません。厳しい話ですが、血液がんや一部の固形腫瘍を除き、抗がん剤自体、治癒を目的とはされていないのです。

　高血圧は薬によって血圧をコントロールします。糖尿病も薬で血糖をコントロールします。どちらも「治す」のが目的ではなく、「コントロールする」のが目的です。同様に、がんも薬で「治す」のは至難の業です。そのうえ「コントロールする」のも難しい。

　なぜこのようなお話をしているかというと、治療方法には限りがあるということを知って欲しいからです。「これ以上の治療法がないと言われた」「主治医に見放された」と言われるかたがおられますが、決して見放したわけではありません。治療法には限りがあるのです。

ですから、今、自分が受けている治療は何のためなのか。「治療」という大きな流れの中の自分は今どこらあたりにいるのかを知って頂きたい。自分が自由に使える時間はあとどれくらいなのか、数か月なのか、数年なのか、10年くらいなのかということを知ることは、必ずしも悪いことだとは思いません。もちろん、知ることがマイナスになるかたもおられるでしょうから、みんなが知るべきだとも思いません。しかし、今、自分はなんのために治療を受けているのか、痛みや副作用に耐えて、多くの時間を費やして何のためにがんばっているのか。立ち止まってみることも大切だと思います。そうでないと、ある日、主治医から「もうこれ以上治療方法はありません」と言われて、残された時間に驚くことにもなりかねません。

広い意味での抗腫瘍薬剤は分子標的薬や免疫チェックポイント阻害剤などが開発され、がんの治療に明るい光が差し込んでいるのは確かです。しかし、やはりいまだにがんが手強いことも否めません。自分が受けている治療が、何の目的で行われているものであり、他の治療方法にはどのようなものがあるのか、を考えてみることは大切だと思います。

●がん治療

免疫治療ががん治療の基本に

2019年06月05日

先日、ご高齢の外科医が書かれたある記事を友人が教えてくれました。内容は、「今まで数え切れないほどの手術をしてきた。手術自体は納得のいくものだったにもかかわらず再発することがめずらしくなかった。残念ながら手術には限界があると思う。そんな中で、今後は免疫治療に期待する」というもの。

確かに、今の免疫治療は完成形ではありません。まだまだ非難されることも多いです。しかし2年ほど前、ある患者さんに「免疫治療を非難する人がいますが、僕は良くなっている人がこれだけいるということは、方向性は間違っていないんだと思いますよ。ただ、少し遠回りをしているのだろうから、もう少し良い方法がみつかるように研究して下さいね」と言われました。

このとき、大変有り難くこの言葉を受けとったのを覚えています。確かにこのかたが仰るように「良くなる人が少なからずいる」ということは、目指している方向性、考え方は間違っていないのだろうと思います。「標準治療じゃない」「保険適応じゃない」といって否定するものではないでしょう。

画像検査では、人間が可視できて初めて異常と認識しますし、腫瘍マーカーも多くの場合、早期発見には有用とは言えません。しかしいろいろな検査が開発され、画像や腫瘍マーカーで異常が見つかる前にがんのリスクを指摘できるようになってきました。ですから将来のがんへの対処方法としては、がんのリスクが認められた時点、または免疫力が下がってきた時点で、免疫機能を強化することではないかと思っています。

医学の進歩は多くの努力が積み重ねられた結果です。１８０４年の華岡青洲による全身麻酔下での乳がんの手術。１８９５年のレントゲンのＸ線の発見。１８９８年、キュリー夫妻によるラジウムの発見。そして１９４３年第二次世界大戦中に残念ながら化学兵器として使われたナイトロジェンマスタードからの抗がん剤の研究。

医学はここ１００年で随分進歩したと思います。治療方法だけでなく、遺伝子検査、内視鏡、ＭＲＩ、ＰＥＴなどと検査方法も格段の進歩を遂げています。我々がのんびりとした時間を過ごしている間も、世界の俊逸たちがわずかな時間も惜しんで研究・開発してくれているおかげだと心から敬服し感謝します。

いつか、手術の合併症で辛い思いをすることもなく、抗がん剤の副作用で悩むこともなく、放射線治療で他臓器が障害を受けることもないような日が来ますように。

大切なこと

傘違え／傘かしげ

2019年06月12日

梅雨の季節になりました。この季節になると傘をさしながら行き交う時の傘違え（かさたがえ）が見られて嬉しく思います。傘をさしたもの同士が行き交う時に、相手が濡れないように傘の先を外に向けることですよね。

当たり前と言えば当たり前のことで、さして取り上げて言うことでもないのですが、こういうことを嬉しく思うようになったこと自体、今の世の中が自分中心の渇いたものになっているということなのでしょうか。

道路にはみ出して止めてある自転車。元の場所に戻してないスーパーのカート。空き缶用のゴミ箱に捨てられてある一般ごみ。藤の花房をひっぱってての自撮り写真。キャンプの後に散らかったゴミ……数えだしたらきりがないですが、これらのことは自分が中心にあるからなされる行為ではないでしょうか。相手のことを思えば決してしない行為でしょう。相手とは、もちろん、人間だけではありません。花だったり、鳥だったり、土だったり、水だったり。海の生き物の胃袋にたまっているビニールやプラスチック。土壌の酷使による劣化、水質の汚濁。

我々が生きていくうえでの基本は、困っている人や物に対して手をさしのべる、他人の迷惑にならないように行動する、そして、困ったら遠慮せずに助けてもらう、ではないでしょうか。今のように規則・条例・法律でがちがちに縛らないといけない世の中は寂しいですよね。

まわりを見ていると過剰な言葉が多いように思います。「窓から顔や手を出さないようにしましょう」「お年寄りや妊婦には席を譲りましょう」「困っている人がいたら、お手伝いしましょうか、と声をかけましょう」「使ったらもとにもどしましょう」など、ここまで言わないとできませんか、という低レベルのことが多すぎます。電車にシルバーシートなどと座席の色を変えていること自体、恥ずかしいですよね。そこまでしないと席を譲らないのでしょうか。

しかし一方で、心優しい若者の行いをニュースで知ると大変喜ばしく思い、このような純粋な若者たちの心が、けがれなく育って欲しいと思うのです。

おもしろいもので、こちらが譲れば相手も譲るものです。こちらが怒りを表すと相手も怒りを表します。こちらが引けば、相手も「いえいえ、こちらこそすみません」とおさまるものです。

自己主張の前に、相手への思いやりで、穏やかに心豊かに過ごせることが多いのではないでしょうか。傘違えの所作をみて思いました。

がん治療

医師の責任

2019年06月19日

1996年、近藤誠医師の書いた『患者よ、がんと闘うな』という本がベストセラーになり多くのかたの共感を得ました。その後も『がん放置療法のすすめ』『医者に殺されない47の心得』などが出版され、いずれもベストセラーになっています。

もう10年ほど前になりますが、乳がんを強く疑われた女性が近藤先生の本を読まれ、それ以上の検査や治療は受けずに様子を見ていました。彼女は「今はがんもどきかもしれない。悪くなればがんなのだから」と考えたそうです。しかし、その後、〝全身の骨に転移が広がりがんだとわかった。がんもどきではなかった〟ということで来院されました。

また、先日来院された男性は、昨年、早期の胃がんが見つかって手術を勧められたのですが、ある医師の〝体温をあげるとがんは治る〟と書かれた本を読み、手術は受けずに毎日温熱器で胃のあたりを温めていたそうです。しかし最近になって食事をとっても吐くようになり、内視鏡検査を受けた結果、胃がんが大きくなり通過障害を起こしているということがわかりました。

私はこの医師の方々の本を拝読しておりませんので内容についてはコメントできませんが、医師の発言には重い責任があります。

あの乳がんの女性は様子を見ずに早期に治療を開始していれば治ったのではないだろうか。あの胃がんの男性は見つかった時点であれば内視鏡でがんを取り切れたのではないだろうか。もったいない、本当にもったいない。完治できるチャンスはあったであろうにと思います。

しかし、我々医療従事者も、これらの〝がん治療を否定する本〟が受け入れられる理由を考えなければならないでしょう。

がんと診断をうけると、手術や抗がん剤の治療が始まります。いろいろな合併症や副作用に耐えながら治療を続ける。もちろん、治るかたもたくさんおられますが、辛い治療に耐えたのに再発した、効果がない、というかたが少なからずおられるのも事実です。そうなると、「がんばったけど治らない」「副作用で辛いばかりだ」という思いから、近藤医師の「がんは治療するな」という言葉に惹かれるのもよくわかります。

がんというのは治療すれば治るとは限りません。治療すれば治るがんもあれば、治療しても治すのが大変厳しいがんもあるということを理解したうえで、どう選択するか。早期に対処しておけば高い確率で治ったであろうかたがおられることを考えると、医療従事者の言葉は重いものだと思うのです。

がん治療

がん遺伝子パネル検査

２０１９年06月26日

がん遺伝子パネル検査とは、がんの原因になりうる遺伝子変異を一度に１００種類以上調べる検査で、患者さんの治療の選択肢を広げるために、今月から医療保険の適応になりました。

今までは、「胃がん」「乳がん」「大腸がん」というように、がんが見つかった場所（臓器）から「○○がん」とよび、病理検査の結果と併せて治療を行ってきました。しかし、「がん」は遺伝子の異常が原因で発症し、原発臓器が同じでもその遺伝子の異常はそれぞれ違うことがわかってきました。また逆に原発臓器が違っていても、がんを引き起こした原因の遺伝子異常は同じであることもあります。そのため、最近では、がん治療は「臓器分類」「病理分類」だけではなく、「遺伝子の異常による分類」によっても行われるようになってきているのです。

この〝がんの原因はどのような遺伝子異常が起きたためか〟を調べる方法として、がん遺伝子パネル検査があります。

遺伝子パネル検査では、

- 治療対象となる遺伝子異常が見つかる場合もあれば、見つからない場合もあります。

●異常が見つかっても、その治療薬が入手できない、または使えないこともあります。また、治療薬が入手できるとしても、承認されていなければ治療費は自己負担で高額になります。

●遺伝子異常があることが治療効果を保証するものではありませんので、十分な治療効果が得られない可能性もあります。あくまでも治療の選択肢が広がるということであって、治療につながる割合は一割程度のようです。もちろん、可能性が広がるということは嬉しいことですが。

そして、問題点は、「保険適応の遺伝子検査の結果に基づく治療は、標準治療が終了した後の選択肢として考慮される」というところだと思います。

つまり、〝いろんな抗がん剤治療をしたけれど選択肢がなくなったら受けられる検査〟、言い換えれば〝他の治療選択肢があるうちは受けることができない検査〟ということになります。是非ともこの順番を替えて頂きたい。なぜなら、免疫機能が落ちてからこれらの治療を行うのではなく、免疫機能が保たれているうちに治療ができれば有効率も更に上がるのではないかと思っているからです。医療財政が逼迫している現状では何らかの制限をかけざるを得ないのもわかるので大変難しい問題だとは思いますが、もう少し早期からこの検査を行い、適切な治療ができればと願います。

◦医療の現場

「私、失敗しないので」

2019年07月03日

このセリフで有名な外科医のドラマをご存知のかたも多いでしょう。

しかし、この言葉、実際の医師ならまず言わないでしょう。多分、多くの医師は、自分のしたこと、することを心配しながら、日々患者さんに接していると思います。「咳止め出したけど、ちゃんと咳は止まったかな」「お腹痛いって言ってたけど、虫垂炎で手術になってないかな」「糖尿病の薬出したけど低血糖になってないかな」と、自分のしたことを振り返りながら心配します。また、「樹状細胞ワクチンをつくるけど、細胞はたくさん取れるかな」「血管細い人だけど、一回で点滴が入るかな」とこれからのことを心配します。

外科医が手術に向かうときも、ある程度の自信と、少しの心配が入りまじっているのではないでしょうか。私は内科医ですから、外科医が術後に「手術は成功した」というのかどうか知りません。しかし、たとえばがんの手術の場合、もし「手術が成功した」と言ったとしたら、それは「手術中にアクシデント無く、想定以上の出血も無く、見える範囲の腫瘍は取った」ということだと思っています。ですから術後に縫合不全が起こるかもしれないし、再発するかもしれない。でも今できるだけのことは一生懸命行い、問題なくできた、ということではないでしょうか。

「手術が成功する＝病気が治る」でないといけないのであれば、手術をする医師はいなくなるでしょう。たとえそれが虫垂炎であっても１００％はありませんから。それでも、外科医は手術をしますし、患者さんは手術を受けます。なぜか。それは、治る可能性を高めるためです。絶対ではないけれど、治る確率を高めたいからです。人類はそうやって進歩してきたのです。麻酔薬も無く、鎮痛剤も無い時代から、今のすばらしい時代に進歩してきました。


相手に完璧を求めるほど自分が完璧かと考えると、そんな完璧な人はいないでしょう。でも努力している姿は美しいし、自分が努力している人は、努力している人が完璧でないからといって決して責めはしないと思います。

手術で見える範囲の腫瘍を切除してくれたとしても再発する可能性はあります。しかし、「手術をして治った人がいる」と肯定的にとらえ、より治癒率を高めるためにはどのようにすれば良いかを考えていくことが大切でしょう。今が完璧なら、今より良くなることはないですから。

2019年07月17日

大切なこと

はやぶさ2

7月11日、「はやぶさ2」が地球近傍小惑星「リュウグウ」への二度目の着陸およびサンプルリターンを見事に成功させました。46億年前、太陽系が生まれたころの水や有機物が今も残されていると考えられており、太陽系の誕生、進化、また生命についての重要な手がかりが得られる可能性があると期待されています。

プロジェクトマネージャーの津田雄一氏をして、「１００点満点で１０００点」と言わせるほどの出来。約３億㎞先の半径３ｍの場所にタッチダウンするもので、その難しさを私は想像することもできません。

さて、このプロジェクト、当初は政府予算がなかなかつかなかったといいます。しかし、すぐに結果が出せるものに対してしか予算を分配しない、という近視眼的な考え方では未来は広がらないのではないでしょうか。夢を追うから世界は広がるのであって、目の前のこと、自分が想像できる範囲のことしか認めないのであれば、それはかなり狭小な世界になると思います。

世の中には、自分の想像をはるかに超える発想があります。しかし、自分の発想を超えることに対して評価をすることは難しい。一つ一つの発見、研究成果は点であっても、点と点がつながって線になり、面になり、立体になる。それが想像もできないような大きなものになる。そして、それを「待つ」必要があると思います。「待つ」ということは、なかなか難しいものですが、はじめから出来上がりが見えている・予想がつくようなものには、心ときめくような結果は待っていないと思います。それぞれの夢、それぞれの興味、それらが深く遠く突き進んでいき、新たな道ができる。もちろん、目の前のことも大切ですが、将来への投資も大変重要だと思うのです。

「はやぶさ2」にかかわる、２０１０年～２０２１年までの総事業費は２８９億円と言われています。果たしてこの費用は高いのでしょうか。私はそうは思わないのです。廃棄されている抗がん剤の費用だけでも毎年５００億とも、７５０億円とも言われていることを考えれば、これだけの少ない予算でこれほどのすごいことを成し遂げたなあと感動さえ覚えるのです。

日本が世界に誇れる英知を育て花開かせるためには、それなりの未来への投資が必要です。数年で結果を出さないと予算をつけないというのでは、本当の意味の研究はできません。これは、医学の世界においても同様です。「どうしてかな」「どうなってるのかな」「何かがあるはずだ」「この違いは何だ」という疑問が起こることが大切であり、その疑問、興味、謎を解くためには資金が必要です。これからも科学に対する理解と温かいまなざしを望みます。

時事・社会

参議院選挙

２０１９年07月24日

先週末、参議院選挙が行われましたが、投票にいかれましたでしょうか。

今回の参院選投票率は48・80％で、国政選挙の投票率が５割を切るのは戦後２回目、１９９５年の参議院選の44・52％に次ぐ低さだったようです。更に、近年選挙権が与えられた18歳の投票率は今回34・７％と低く、前回に比べて16・６％減少。19歳の投票率に至っては28・１％でこれも前回に比べて14・３％減少といいます。

日本では、１８８９年に大日本帝国憲法が公布され、直接国税を15円以上納める25歳以上の男子だけに選挙権が与えられました。その後、何度もの改正を経て、１９２５年、納める税金の額によらず25歳以上の男子全員に選挙権が与えられました。しかし、第二次世界大戦終戦前まで、女性には選挙権は与えられていなかったのです。

終戦後、１９４６年に日本国憲法が公布、新たに公職選挙法が制定され、すべての20歳以上の男女に選挙権が与えられました。

ですから、選挙権は長い歴史から生まれた権利なのです。しかし、昨今の世の中を見ていると、〝選挙に行くのは義務だ〟と思っている人が少なくないように思います。「選挙に行きましょう」という呼びかけを聞くたびに違和感を覚えるのです。

自分の意見をくみ取ってもらうすべが無かった時代の人にとって、選挙をして自分の意見を代表してくれる人を選ぶというのは、大きな意義があり、貧しかった民衆、女性の切なる願いだったと思います。

しかし、今は、投票権があるにもかかわらず、投票に行く人が半分という実態。何も変わらないじゃないかと言われると、確かに選挙の前後で何も変わっていないように思えるかもしれません。しかし、大きな流れをみるとやはり時代は動いていると思います。

存在していることが当たり前だと思っていることも、いつか失ったとき、その大切さに気づくのではないでしょうか。それは「安全」だったり、「自由」だったり。自分の意見を言える権利があるというのは、とても大きな意味をもっているのです。

「してもしなくても一緒」「言っても言わなくても一緒」ではなくて、やはり自分の意見をもって行動するということは、すぐには結果につながらなかったとしてもとても大切なことだと思います。そして行動するためには、学ばなければなりません。

科学だけではなく、政治の世界においても、10年先、20年先を見据えて動きたいと思います。

がん治療

私が免疫治療をする理由

2019年07月31日

私はもともと血液内科医でしたから、大変辛い抗がん剤治療でもがんばれば治る可能性があることを実感していました。その後、縁あって固形がんの治療に携わることになりましたが、固形がんの患者さんは辛い副作用に耐えてがんばってくださっても抗がん剤治療で治すことが大変難しい、とこれまた実感していました。

そんなある日、抗がん剤治療をしている固形がんの患者さんがとても順調な経過でしたので「抗がん剤が良く効いていますね」とお話をしたら、「実は免疫治療もしている」というのです。その当時、私は免疫治療には否定的でしたので、「免疫治療でがんが良くなるなんて、がんはそんなやさしいものじゃない」と思っていました。しかし、そのかたはその後も経過が良い。これは免疫治療が効いていると考えざるを得ない、ということで興味を持つようになりました。もう10年以上も前のことです。

私にとって良かったのは、内緒話をしてくれるような関係をその患者さんと築けていたこと、そして、私が患者さんの話を頭から否定しなかったことだと思います。患者さんから情報を得ることはとっても大切なことです。患者さんの訴える症状に何かが隠れていないか。それを教えてもらうことは大切なことです。医師はすべての疾患に精通していません。ですから、患者さんに病状を伺い、それが起こる原因を、本を開き論文を読み、調べていくのです。

昨今、免疫治療が少しずつ広まってきているとはいえ、まだまだ多くの医師に実感してもらえていないのが現実です。そして「免疫治療をするなら、ここでの治療が終わってからにしてほしい」「うちの治療をするか、免疫をするかどちらかを選んでください」などと言われて、併用するチャンスを失ってしまうことも多いのです。

併用が認められない原因の一つは、副作用でしょう。主病院で治療をしており、そこに免疫治療を併用して副作用が出たときに、どちらの治療が原因で副作用が出たかわからない。副作用の原因によって治療のアプローチの仕方も違いますから、主治医の仰ることもよくわかります。また、何かあると訴訟につながる現代では、医師も萎縮してしまいます。誠意をもって治療しても常にいい結果が出るとは限りませんから、結果からだけしか評価されないのであれば医療者も萎縮してしまいますよね。ですから、免疫治療の良さを実感した私が、少しずつでも広めていきたいと思っています。

今年の5月末、ある腫瘍学会のホームページに「免疫治療が、標準治療や先進的な医療を受ける機会を奪ってしまうことになり、大きな問題である」という注意喚起文が掲載されました。

しかし免疫治療をする多くの医師は、保険診療の機会を奪おうとは全く思っていません。「併用することによって相乗効果を得たい」と思っているだけです。それぞれの治療方法の良いところを引き出して、結果として患者さんが良い方向に向かってくれればと強く願うのです。

◦時事・社会

原爆投下

2019年08月07日

原爆が投下されてから74年になります。原爆についていろいろな記事を読んでいて、『ひろしま』という映画があることを知りました。

今まで、原爆について、戦争について、いろいろな資料やドキュメンタリー、書籍、写真集などを見てきましたが、この『ひろしま』の映像は想像を絶する凄まじさであり、これ以上の地獄は無いだろうという阿鼻叫喚の映像でした。「焼き場に立つ少年」の写真は切々と心にしみ込む「静」から訴えてくるものですが、この『ひろしま』の「動」の映像もまた脳裏に焼き付く原爆の惨さを伝えるものです。

『ひろしま』は、広島県教職員組合と広島市民の全面的な協力のもとで制作され、広島の学生、父母、教職員、一般市民ら約８万８５００人がエキストラとして参加。原爆投下後の圧倒的な群集の迫力、異様な光景は、自ら被曝した人々の協力なくしてはあり得なかったでしょう。また、この『ひろしま』の中には、実際の映像も使用されており、原子爆弾の恐怖や広島の惨状、市民の苦しみが描かれています。

この映画は日本では大手映画会社が配給を断ったため、自主配給が決まったと言います。大手映画会社が配給を拒んだ理由は「反米色が強い」とＧＨＱに遠慮したからだったとも、「あまりにもリアル」だったからだとも言われているようです。

原爆投下の１９４５年、年末までに亡くなった人は14万人といわれ、その後も原爆症によって数万人のかたが亡くなり、後遺症に苦しむ人がたくさんおられます。しかしアメリカでは原爆投下は〝戦争をやめさせた行為〟ということで正当化する意見も多く、計20万人もの犠牲者を出したにもかかわらず、原爆を投下したＢ‐29「エノラ・ゲイ」がアメリカ・スミソニアン航空宇宙博物館別館に飾られています。

２０１８年８月の時点で、世界の核兵器保有数は１４５２５基。そのうちロシアが６８５０基、アメリカが６４５０基、それ以外にフランス、中国、イギリス、インド、パキスタン、北朝鮮、イスラエルなど。解体を待つ「退役核」を除いても、今もなお９３５０基ほどの核兵器が存在するのです。

この『ひろしま』の映画をみてもまだ、当時の核兵器の数百倍、数千倍の威力を持つと言われている現代の核兵器を、人類は持ち続けるのでしょうか。

。時事・社会

「便利」を自制する

２０１９年08月21日

高齢者の自動車事故のニュースを時々聞きます。高齢者御本人は、「自分は大丈夫」「ゆっくり運転して無茶はしないから」「きちんと安全確認しているから」と思っておられるでしょう。家族が自動車の運転をやめるように促しても、実際に免許を返納する高齢者はまだ少ないですよね。

２０１８年の運転免許自主返納者は約42・１万人。うち75歳以上が29・３万人。75歳以上の免許保有者が約６００万人ですから、まだ５％と低い値です。２０１８年の警察庁の発表したデータをみても、75歳以下のドライバーの死亡事故と比べると、75歳以上のドライバーの死亡事故は75歳〜79歳で2倍、82歳〜84歳で3倍、85歳以上になると5倍となっています。

そして、事故原因としては、75歳未満では「安全確認不十分」であるのに対して、75歳以上ではハンドル操作ミスや、ブレーキとアクセルの踏み違えなど「不適切な操作」にあるとはよく言われることです。認知・知覚・反射・判断など、抗うことのできない老いを迎えた者は、やはり1～2トンもある鉄の塊を操ってはいけないと思うのです。誰もが老いていきます。そして誰も事故など起こしたくありません。しかし、被害者からすれば、「高齢者だったから」といって許されるものではないでしょう。

免許の返納率は都会で高く、田舎で低い傾向にあり、免許を「返さない」のではなく、「返せない」実態もあります。田舎において車は人々の「足」になっており、車が無い生活はかなりの不便を強いられることはよくわかります。

我々人間は、一度便利を享受するとなかなか手放せなくなります。今、スマートフォンの無い世界は想像できないでしょう。エアコンが無い、夜中に病院が閉まっている、蛇口をひねってもお湯は出てこないなど、私が子どもの頃は当たり前だった状況にすら戻ることがむずかしいのです。

ですが、「便利」は、便利をコントロールできる人が使うべきだと思うのです。スマホは、スマホに使われず、スマホを使える人が持つべきでしょう。車も車を使える人が車を運転すべきであって、車が優位に立つ状況では使ってはいけないと思うのです。

我々は、いろいろな「便利」をどのように自制していけば良いのでしょうか。当院に脳の疾患や身体の不自由なかたが車で来院されると、「運転は控えて下さいね」とお話をしますが、身体が不自由だからこそ車で来院されるわけで、なかなか「運転を控える」ことがむずかしいことは日常診療のなかでも感じています。なかなか答えの見つからない難しい問題ですが、「何とかなる」と将来のこととして考えずに、「今、何とかしよう」と取り組んでいかなければと思いますが、さてどうすればいいのでしょうか。

医療の現場

9月9日

2019年09月04日

９月９日は五節句のひとつ「重陽」ですが、語呂合わせから「救急の日」でもあります。

救急車が出動するのにどれくらいの費用がかかるかご存知でしょうか。まず救急車自体の費用ですが、いろいろな医療機器、設備が備わっている特殊仕様の車ですから、一台２０００～４０００万円とかなり高額です。また、保険、車検、人件費、消耗品などで、救急車一台が出動するにあたり４５０００円くらいの費用がかかると言われています。

消防庁の統計によると、平成30年度の救急車の出動件数は６６０万５２１３件。前年比26万

２０１９件増と年々増加しているようです。しかし実際に救急車の出動が必要なのはそのうちの半分もないそうです。

緊急性が有るか無いかを救急車を呼ぶ段階で判断するのは難しいので、呼ぶこと自体に良い悪いをいうつもりはありません。しかし以前、救急外来の当直をしていたころ、「子どもが救急車に乗りたい、と泣くから」と若いお母さんが夜中に救急車を要請したり、「独りで寂しいから、話し相手が欲しかった」と救急車で来院したりした高齢者もいました。また、「しゃっくりが止まらないから」「タクシー代が浮くから」「待たずに診てくれるから」ということで救急車を呼ぶかたも決してめずらしくありません。しかし、こういう正当でない使い方のために、実際に救急処置が必要な人が、適切な治療を受けることができず、その結果、命を落とすということもあると思います。我々一人一人が、常識的な救急車の使用をしなければなりません。

救急車の費用がただであることはすばらしいことではありますが、安易な救急車要請につながることも危惧されており、〝救急車の使用を有料にし、返金制度にする〟という案もあります。「救急車１回　５００００円だよ」と言えば、「子どもが救急車にのりたいと駄々をこねるから」という理由で救急車を呼ぶことは無いでしょう。「救急車１回呼ぶのに５００００円だよ」といえば、「水虫が痒いから」といって救急車を呼ばないでしょう。

一方、救急外来をしていると、「こんなに重症でよく朝まで我慢されたな、救急外来を受診すればよかったのに」とか、「よく、この状況で自力で来られたな、救急車を呼べばよかったのに」というかたもおられます。

先ほど述べたように、救急車を要請する段階で救急処置の必要性はわかりませんから、結果として救急車が必要だったかどうかは問うていません。ただ、不適切な救急車使用のために本来救える命を救えないとしたら、やはり正していかなければなりません。9月9日、救急車の使い方について考えてみてほしいと思います。

医療の現場

誰が中心の医療か

2019年09月11日

世の中には、「いかにして生きるか」「いかにして病気を克服するか」という本がたくさんあります。生きることへのエールが多く、「健康を保つためにどうすればいいのか」という本はたくさんあります。しかし、最期の迎えかたについて書かれてあるものは少ない。人生の終わりにどう向き合い、考え、受け入れていけばいいのかを考えるための情報を得るすべがとても少ないのです。

親しい人が亡くなることは残されたものにとって耐えがたく辛いことですが、病気治療をしている本人にとっては生きることが辛いこともあります。「がんばれ」「生きて」「治る可能性があるじゃないか」という言葉を辛く受けとめる患者さんもおられます。

特に当院は病状がある程度進んだかたが来られるので、患者さんと日々お話をしていると「もう十分がんばりました」「楽になりたい」「こんなに生きるのが辛いとは」という言葉を少なからず聞きます。その時に、我々は何とお応えすればいいのか。「そうですよね、もう十分がんばりましたよね」というと、〝つー〟と涙を流すかたもおられます。

我々医療者は、大学では治療方法や新しい検査技術について習います。卒業後も勉強する中心はやはり治療方法についてであって、終末期ケアや患者さんの意思に沿った治療についてはなかなか勉強できていません。

「副作用が辛いですががんばりましょう」とか「次は、この抗がん剤を使ってみましょう」などとは言いますが、その先の〝現実〟についてはなかなか触れない。もちろん、新しい薬の開発によって、以前は難治と考えられ予後が悪いとされたがんの余命がぐっと延びることもあります。しかし、やはり、手術で治せなかったがんは手強い。つまりまず治らないのです。

そして、大切な話をするには、我々医療者側には時間が無さすぎる。外来の患者さんを何十人も診察し、病棟の患者さんを回診しなければならない日常で、二時間、三時間と時間をつくって、ゆっくりと話をするのはなかなかむずかしい。そして結局、大事な話ができないまま、患者さんの本心を聞けないまま、治療という名の医療行為がなされていることが多いのではないでしょうか。何をがんばるのか、何のためにがんばるのか。自分のためにがんばるのか、家族のためにがんばるのか。

死は残されるものにとってはなんとか避けたいことではあるけれど、患者さん本人にとっても同じなのだろうか、と思うことがあります。標準治療に準拠して抗がん剤治療を受けなければいけないのか、腎機能が悪くなれば透析を受けなければいけないのか、食事がとれなくなれば中心静脈や胃瘻から栄養を摂らなければいけないのか。そして、医師から勧められる治療を断ってはいけないのだろうか。

治療の中心に患者さん本人の意思があるのだろうかと思うことがあります。

医療の現場

減薬について

2019年09月18日

一般内科の外来をしていて「お薬手帳」を見せて頂くと、10種類以上の薬を内服されていることもめずらしくありません。また、高齢のかたは複数の病院にかかられていることが多いので、お薬の数がどうしても多くなります。

ですから、〝今は要らない〟または、〝効能が似通っている〟と思われるときには、その旨を10分、15分かけてご説明します。そして、〝薬を少しずつ減らしていきましょう〟というのですが、「薬が好きなんです」「減らさないでください」「薬が手元に無いと心配で眠れないんです」と言われることが少なくありません。こちらも、一気に減らすとご心配されるだろうと思うので、「じゃあ、今日はこの薬だけ減らしてみますね」と効能が似かよっている薬を減らしてみても、翌日には、「○○の薬がありません」と来院されます。そして、こんなやり取りを何か月もして、結局また元に戻ってしまうのです。なんとか、不要な薬を減らしたいと思うし、飲みすぎることによる弊害もお話しするのですが、たった1種類の薬を減らすのすらむずかしい、と感じます。

しかし、ある人に言われました。「確かに理論的には、薬を減らすのが良いのでしょう。しかし、患者さんによっては薬を減らされることが、とても不安につながることもあると思いますよ」と。確かに、理論だけでは薬を減らせないのは実臨床をしているとよくわかります。〝胃薬や消化薬4種類もいらないだろう〟〝ふらつくのは安定剤を3種類も飲んでいるからじゃないか〟〝咳が出るのはこの薬の副作用ではないだろうか〟と思い、「減らしましょう」「まとめましょう」「他の薬に替えましょう」と言うのですが、なかなか現実の壁は高く、厚いのです。

　薬の問題は、高齢者だけのはなしではありません。〝薬を処方する必要が特にない〟と思う際でも、薬を希望される方はいらっしゃいますし、〝体重を減らしていけば、これらの薬は要らなくなると思いますよ〟と言っても、「食べるのが好きだから薬を下さい」と言われるかたもおられます。

　医療を手軽に、安価に受けることができるのは良いこともあると思いますが、良くないこともあるのです。先日、保険適応外の薬についての提言がありましたが、これを機に薬について考えて頂きたいのです。

　薬が無くても自然と改善される病態はたくさんあるということを。そして、薬を用いてもどうしようもない、治らない病気もたくさんあるということを。

◦時事・社会

一人の力が

２０１９年09月25日

スウェーデンの女子学生グレタ・トゥーンベリさん（16歳）が9月23日、ニューヨークで開かれた国連温暖化対策サミットに出席し、時には声を震わせながら、地球温暖化に本気で取り組んでいない大人たちへの怒りと失望を表しました。

彼女は15歳だった２０１８年に、適切な温暖化対策をとらない大人へ抗議するために、学校を休んでスウェーデン議会の前にたった一人で座り込む「学校ストライキ」を始めました。この行動はどんどん広がりを見せ、２０１８年12月には２７０都市で２万人以上の学生がストライキを行いました。そして今回のサミット前の9月20日には、世界各地で「グローバル気候マーチ」として世界１６３カ国で開かれ、約４００万人もの人たちが参加したといいます。彼女の主張に世界中の多くの人たちが賛同したのです。たった一人で始めたストライキは世界に広がり、この大きなうねりを作りました。

彼女はスピーチの中で次のように述べています。

「多くの人たちが苦しんでいます。多くの人たちが死んでいます。全ての生態系が破壊されています。私たちは大量絶滅の始まりにいます。それなのにあなたたち大人が話しているのは、お金のことと、経済発展がいつまでも続くというおとぎ話ばかり。恥ずかしくないのでしょうか。30年以上にわたって、温暖化が進んでいることを科学がはっきりと示してきました。しかし、それに目をそむけていながら、ここニューヨークにやって来て、自分たちはやるべきことをやっていると、どうして言えるのでしょうか。必要とされている政治や解決策はどこにも見当たりません」と訴えました。16歳の彼女に「成熟していない」と言われた我々大人たち。

確かに、政治というものは、若者がすぐにできるものでは無いでしょう。政（まつりごと）を治めるには、確かな知識と判断力、実行力が必要です。そしてそのためには、失敗も含めた多くの経験をする必要があると思います。

彼女の真剣なまなざし、時に目を潤ませ、声を震わせ訴えるあの姿を、我々大人は真摯に受け止めなければならないと思います。彼女の意見が正しいとか正しくないとかを言っているのではありません。多分、現実はそんなに簡単ではないのでしょう。しかし表面だけをなでたような言葉ではなく、心から発せられた言葉に我々は心を揺さぶられるのです。

彼女の演説を聴きながら、たった一人の少女の行動がこのように世界をも変えていくことに、驚きと、ある種の感動を覚えました。

◦時事・社会

生き方の選択

2019年10月03日

今年6月2日に放送された「安楽死」を扱ったNHKのドキュメンタリー番組「彼女は安楽死を選んだ」が〝自殺を肯定する内容で、障がい者や難病患者の尊厳や命が脅かされた〟として、日本自立生活センターが放送倫理・番組向上機構（BPO）に審議申立書を送付したとのニュースを見ました。

私もこの番組を見ましたが、決して「生の尊厳を否定している」とは思えませんでした。逆に、「生の尊厳とは何か」ということについて深く考えさせられた内容だったと評価しています。

番組は重い神経難病を患った女性が、スイスに行き安楽死を遂げるまでの姿、家族の葛藤を追ったものでした。安楽死は日本では認められていないため、安楽死が容認されているスイスに行き、姉たちに見守られながら最期を迎えたというものです。彼女は3年前に、神経の難病と診断され歩行や会話が困難となってきていました。医師からは「やがて自力での食事ができなくなるため胃に穴を開けて直接胃にチューブで栄養を入れる胃瘻が必要になる」、また「自力で呼吸ができなくなるため、人工呼吸器の装着が必要になる」とも言われました。そして彼女は「人生の終わりは、意思を伝えられるうちに自らの意思で決めたい」と考え、スイスに安楽死を求めたのです。自殺未遂を繰り返す彼女から「安楽死が唯一の希望の光だ」と聞かされた家族は、彼女の最後の希望を受け入れ、大切な妹の最期を見守ったのです。

自分の意思で生きることが困難な人に、生きることを強いて良いのでしょうか。自分の最期を自分で決めることがそれほど罪深きものでしょうか。

私は普段、神経疾患の患者さんと接する機会がありませんが、がんの患者さんと毎日接しています。そうすると、とても「がんばって」とは言えないのです。なぜなら、みんなすごくがんばっているから。それが凄くわかるから、とても「もうちょっとがんばって」とは言えないのです。

〝がんばってもどうしようもない未来〟があると知ったときに我々はがんばれるものでしょうか。〝あなたの病気は良くなりません。歩くことはおろか、しゃべれなくなり、息もできなくなります。意思も伝えづらくなります。でも自分で自分の最期を決めてはいけません。何年続くかわかりませんが悪くなっていく自分を受け止めて下さい〟とは何と酷なことだろうと思うのです。

一方、番組の中では「最期まで生きる」という意志のもと日々を過ごされているかたも紹介されていて、それはまた途方もなくすごいことだと思います。しかし、自分の最期を自分で閉じたいという意志を持ち、それを実行することは否定されるべき許されざることなのでしょうか。

確かに、全てをテレビで放映したことのインパクトは強かったと思います。しかし、今回の申し立てのような「障がいや難病を抱えて生きる人たちの生の尊厳を否定し、死ぬ方向へと背中を押してしまうようなメッセージ」だとは思いませんでした。確かに強烈な問題提起だったとは思いますが。

大切なこと

優しさの感染

2019年10月09日

10月に入っても暑い日がありましたが、さすがにこのところ大阪も涼しくなり、御堂筋沿いには銀杏の実がぽたぽたと落ちています。

さて、今朝のこと。私がいつも使っている電車が事故のため止まっていました。タクシー乗り場には既に長い列ができていましたし、クリニックまでは一駅なので歩くことにしましたが、患者さんが予約されている時間に間に合うかどうかひやひやでした。しかし先に来て待っていて下さった患者さんとご家族はとても穏やかに我々を気遣ってくれました。優しさは感染します。優しくされると優しくなります。こちらが「悪いことしたなあ」と思うことでも、相手に非難されると素直になれないこともありますが、相手が思いやりの気持ちで接してくれると心から謝ることができます。

完璧な人などいませんから、人を責めるのは簡単です。「いつまで電車が止まっているのか」「なぜ、振替輸送をすぐに用意しないのか」「案内がわかりづらい」など、文句を付けようと思えばいくらでも言えます。

しかし、復旧作業にどれだけの人が働いてくれているのか、みな一生懸命対応して下さっていたと思います。悪意を持って悪くしようなどとはだれも思いもしませんが、でもどうしようもないこともあります。

優しさは感染します。みんな優しい笑顔の中で、一人だけ怒ることはできません。逆に、穏やかに話をしたいと思っても、相手が怒りをぶつけてくると雰囲気は悪くなっていきます。世の中に優しさが感染するといいですね。

医療の現場

検査をすれば、結果は出るもの？

2019年10月16日

病院に行くといろんな検査があります。血液検査、尿検査は一般的に行われ、時に便検査、喀痰検査もします。必要と判断すればレントゲン、ＣＴ、ＭＲＩ、ＰＥＴ、超音波検査、血管造影などの画像検査から、内視鏡検査、心電図検査、呼吸機能検査、神経伝達速度測定検査、脳波検査などをすることもあるでしょう。私が働き始めた頃は、ＭＲＩ検査をするのに２～３か月待ち、というのが普通でしたが、今では予約すれば１～２週のうちに検査ができることが多くなりました。

そして、凄いことには、多くの場合「検査をすると結果が出る」のです。当たり前のように思われるかもしれませんが、これはすごいことだと思うのです。

たとえば、咳が出るので胸部レントゲンを撮ったところ、気になる影があったので気管支鏡検査をしたとします。患者さんは、咳き込むような苦しい検査をがんばって受けてくれますし、検査をする我々も、手に汗握り、緊張しながら気管支内視鏡を操作し、疑わしき病変組織を１㎜、２㎜の大きさでちぎり取ってきます。さてそれを病理検査に提出して診断がつくか、となると、確かに多くの場合診断はつくのですが、つかない場合もあります。

我々の施設ですと、患者さん側から悪性腫瘍の組織を頂き、抗原抗体反応の免疫組織染色をしてがん細胞の表面にどのような目印が出ているかという検査をします。しかし2週間ほどして結果が返ってきたとしても、「判定不能」ということもあります。また、腫瘍特異的変異抗原を用いた樹状細胞ワクチンを作るために遺伝子検査をするのですが、この場合も検査結果を2か月、3か月と待ったのに、遺伝子解析がうまくできないこともあります。

高い検査費用を払い、長い時間待っていたのに、「判定不能」という結果が返ってくることは、結果を待っていた患者さんにとってはなかなか受け入れがたいものでしょう。しかしこのようなことは多くはありませんがそれほどめずらしくもなく、誰が悪いわけでもないのですが、我々としても患者さんにとても説明しにくいものとなります。

先日ノーベル化学賞を受賞された吉野彰先生が次の様な内容のことを仰っていました。「我々がわかっていることは、宇宙の節理の中のほんの1〜2%ではないだろうか。その1〜2%の情報、知識から色々と想像し、豊かに考えを広げて、次の発見につなげていく」。化学の世界がそうであるように、医学の世界でも我々が知り得ているのはほんのわずかだと思います。医学は、間違いなく少しずつ進歩していると思いますが、まだまだわからないことがたくさんあります。しかし、これら1%ずつの知見、発見の積み重ねがやがて大きな結果をもたらすのです。検査を受けた時、〝結果が出たこと〟に思いを寄せてくれると嬉しく思います。

2019年10月23日

大切なこと

仕事を極める

２０１３年・２０１４年と「世界一清潔な空港」に2年連続で選ばれた羽田空港。その陰には、１人の女性清掃員・新津春子さんの清掃への純粋な気持ちがありました。彼女はＮＨＫ「プロフェッショナル　仕事の流儀」に出演しておられたので記憶にあるかたもいらっしゃるでしょう。

彼女は次のように言っています。「清掃員が清掃したあとチェック作業をするのですが、私は項目表を使わずに『心』でチェックします。項目に書かれたところだけをチェックすると、清掃員はそこしか清掃しなくなります。また、チェックする側も項目以外の場所がキレイになっていても、清掃員の努力に気づいてあげることができません。お互いに、誰のために、何のためにやるのかを考え『心』を使わないと、最高の仕事はできないからです」と。

「プロ」としての意識やプライドを持って精進することで、彼女は自信をもってこのように言えたのでしょう。「どんな仕事も『心』がこもっていなければ、ただの〝作業〟になってしまいます。誰のための、何のための仕事なのか、今一度、原点に返り、目の前の仕事に向き合ってみてください」とも言っています。

どんなことでもいいけれど、何かを一生懸命したその先に、誇りをもてる自分が見つかると思います。「○○とはこういうものだ」といえるには、まず10年は必要だと思っています。「庭師とはこういうものだ」「清掃とはこういうものだ」「介護とはこういうものだ」と蘊蓄を傾けるには、〝まずは10年〟は必要だろうと。それも、一生懸命に向き合った10年。新津さんは一生懸命に清掃という仕事に向き合ったから、一つの高みに到達したのだと思います。

「『仕事』に高い、低いがあるのではなく、『仕事への思い』に高い、低いがあるのです」という彼女の言葉は何とも味わいのある言葉だと思います。

がん治療

日進月歩

2019年10月30日

10月は学会が多い季節です。先週も福岡で「癌治療学会」がありましたので行ってきました。医師になってはじめの十数年は血液内科医として働いていましたので、懐かしくなって「白血病」のセッションを聞きに行きました。白血病などの治療には固形がんよりもかなり強い抗がん剤治療を必要とし、骨髄が抑制されている状態から回復するまでに当時は1か月ほどかかりました。その間に感染を起こせば、患者さんはクリーンルームの中で40℃を越える高熱に耐えなければなりません。ですから、好中球という白血球を増やす薬（Ｇ-ＣＳＦ）が発明され、患者さんの白血球が少ない期間が短くなり、感染のリスクが減少したときには本当に感動し、「こんなすごい薬があるのか」と思いました。

白血病の治療薬にしても、急性骨髄性白血病（ＡＭＬ）のなかで当時は治りにくいと言われていたＭ３というタイプが、ＡＴＲＡという薬によって劇的な効果がみられるようになりました。当時ＡＭＬ（Ｍ３）は「血管内で血栓ができるＤＩＣを起こしやすく、治しにくい白血病」という認識でしたが、この薬によって「与し易い白血病」へと認識が変わりました。

このような白血球を増やす薬にしろ、ＡＴＲＡというビタミンＡの誘導体にしろ、我々には、これらの薬の研究者、開発者の顔は見えません。しかし本当に有り難く、文字通り「命を救う薬」でした。

我々医療従事者は患者さんと直接接することができますが、直接は接していない多くの方々が病気の検査、治療に関して様々な研究・開発をしてくれています。

たとえば、内視鏡がそうです。径が細くなり、可視範囲が広くなり、可能な操作が増えました。超音波の機械も解像度が良くなり、以前ではとても見つけられなかった異常を指摘できるようになりました。それだけ早期発見ができ、治癒の可能性が高くなったわけです。

薬もそうです。殺細胞性の抗がん剤などは副作用も多く患者さんは大変辛いのですが、30年前には「あったらいいけどね」と夢にみていた分子標的薬がたくさん開発されてきました。分子標的薬に副作用が無いわけではありませんが、以前は夢のように考えていた薬が少しずつ現実に使えるようになっています。

医療の「現場」にはいないけれど、多くの研究者たちが検査、機器、薬の開発に尽力してくれていることを感じます。歩みは一歩ずつであり、決して飛び級で進むことはありませんが、このようにしていろんな分野でいろいろなかたが一生懸命に取り組んでいてくれることをありがたく思います。

がん治療

健診・検診について

2019年11月06日

市民健診、企業の健診、人間ドックなど、現在の自分の健康状態をみる健診がいろいろとあります。血液検査、心電図、レントゲン。オプションで乳腺エコーや胃の内視鏡検査などもあるでしょう。毎年このような健診を受けられているかたも多いと思いますが、さて、それでどこまで病気を見つけることができるでしょうか。

毎年、きちんと内視鏡検査を受けて異常が無いと言われていたのに、ある程度進んだ状況の胃がんが見つかることがあります。毎年会社の健診を受けて異常が無いと言われていたのに、肝臓がんが進んだ状況で見つかった。そんなかたもおられます。患者さんは当然、「毎年きちんと健診を受けていたのになぜ」「早期で見つかるならまだわかるけど、なぜこんなに進んだ病状で……」と思われるでしょう。

検診は病気にならないように受けるわけではありません。早期に病気を見つけ、治療を開始するためにあります。ですから、早期で見つかればその意義も納得できると思いますが、きちんと検診を受けているにもかかわらず「転移があります」「病気が進行しており手術の適応外です」などと言われると戸惑われるのは当然です。

「○○がん」と同じ名前のついたがんでもがんの増殖の速さは違いますので、一概に〝1年前にどのような大きさだったのか〟、〝半年前はどうだったのか〟はわかりません。しかし、1年の間にがんが目に見える大きさになり、原発巣から遠く転移していることもあります。

検診は、あくまでも検査をした範囲でしかわかりませんし、検査で全てがわかるわけではありません。検診の結果で「異常が認められない」ことと、「現在身体の中にがんが無い」こととは違うのです。

また、以前、検診で早期の肺がんが見つかり手術をしたかたがおられました。ステージⅠで手術をしたために、主治医も〝まず治癒できているであろう〟と思いながら経過を診ていましたが、3年後に再発が認められました。御本人は「3年前に早期のがんが見つからなければこの3年間、再発におびえずにいられたのに」と仰いました。そのかたにとっては、3年前、検診で早期にがんが見つかったことが決して好ましいことではなかったのです。

がん検診で精密検査が必要といわれたとして、実際にがんである確率は、乳がんで4・6％、胃がんで1・5％と言われています。大腸がん検診の便潜血が陽性であったとしても、実際に大腸がんである確率は2％ほどと言われています。ですから、がん検診の結果「精密検査が必要」と言われても多くの場合、がんである確率はかなり低いのです。

検診自体、時間的な制約と、肉体的なストレスを受けることになります。また疑陽性であっても「精密検査が必要」といわれれば、精神的にストレスを感じるでしょう。検診について、その意義をどのように考えて、どこに位置づけるかということを考えてみるのもいいと思います。

がん治療

インフォームド・コンセント

２０１９年11月13日

この言葉、良く聞くようになったと思います。日本看護協会のホームページには「インフォームド・コンセントとは、患者・家族が病状や治療について十分に理解し、どのような医療を選択するか、情報共有し、皆で合意するプロセスである。単に病状を告げ、同意書をとることではない」と書かれてあります。

しかし、現実的には、医療者側からの一方的な病状の説明、予後の説明、治療方法の説明で終わり、患者さんや家族の気持ち、希望などを聞く雰囲気ではないことが少なくないと聞きます。

先日も、ある患者さんが近医でがんを疑われ、大きな病院を受診したところ、「診察を受けて心がずたずたになりました」と言われました。患者さんが質問し、思いを伝えるような雰囲気ではとてもなかったと言います。「転移しているので手術は無理です。抗がん剤治療しか方法はありません。抗がん剤を使ったとしても5年生存率○○％。無治療だった場合、平均余命○か月です」というような内容だったと。時に涙声で話されるのを聞くと、我々もとても憤りを覚え、泣けてきました。

嘘はいけませんが、患者さんの思いに少しでも近づけるように、同じ側に立って、同じ方向を向いて進むべきものでしょう。医師の側からすると、毎日多くの同じような病気の患者さんを診ているわけですが、患者さん御本人にすれば突然のがん告知に「これからどのように治療をしていくのだろうか。副作用はどんなだろうか。家族は、仕事は、どうすればいいのだろうか」と不安に押しつぶされそうなわけです。そこに「平均余命○か月です」などと伝える医師の気持ちはとても理解できません。

医師はその専門職として、20年、30年と関わっているわけですが、その内容を1時間、2時間でなかなか説明できるものではありません。また、忙しい日々の診療のなかで1時間、2時間と説明時間が取れないこともよくわかります。ある調査によると患者さんは〝医師から1時間話を聞いても理解しているのは5分〟とも言われますので、いろいろな行き違いが起きてしまうことも予測できます。

確かに、「患者さんの気持ちがわかります」と言えば嘘でしょう。でも〝わかろうとする〟ことはできると思います。そのうえで、「治すのはなかなか難しい病気ですが」という声かけがあって良いと思うのです。

我々医療者は嘘を言ってはいけないと思っています。治る可能性がかなり低い状況で、「がんばって治しましょう」というのを、私は賛成しません。なぜなら治ると思って費やした時間はその人にとってはとても大切な残された時間だからです。嘘はいけませんが、御本人と一緒にいろいろな可能性を探ることはできると思います。

本来あるべきインフォームド・コンセントの状況からかけ離れたことが起きている現状があることを憂慮し、診療によって心が傷ついていく患者さんに何と声をかければよいのか心が痛みます。

●がん治療

血液1滴からがん検出

2019年11月27日

東芝はこの25日、〝1滴の血液から乳がん、膵臓がん、食道がん、胃がん、大腸がんなど13種類のがんのがんいずれかの有無を2時間以内に99％の精度で検出できる技術を開発し、2020年にがん患者を対象に実証試験を始め、21～22年に人間ドックの血液検査などで実用化することを目指す〟と発表しました。

この検査はがんになると血液中に増える「マイクロRNA」と呼ばれる分子の種類や濃度を検査し、13種のがんについて、ごく初期の段階でも発見できるというもの。ただ、現在のところこの検査では〝具体的にどこのがんを患っているのかは特定できない〟というところが困ったところです。

仮にこの検査でがんに罹患している可能性が高いとなった場合、医療現場ではどの臓器にがんがあるかを検査する必要があります。ＣＴ、エコー、内視鏡といったいろいろな検査をして、がんが見つかれば〝早期発見〟ということで治療ができ治癒率も高くなると思いますが、逆に画像検査では見つからないような超早期だった場合どうすればいいのでしょうか。半年後にまた同じような検査をするとなればそれは精神的にも、費用的にも、時間的にもかなりの負担になるでしょう。

東芝は引き続き、どこのがんに罹患しているかを特定する技術開発も進めるということですが、仮に胃がんの可能性が高かったとしてどこにあるのかがわからなかった場合、果たして胃全摘をするのでしょうか。乳がんの可能性が高かったとして、どこに乳がんがあるかわからないからと両側の乳房を全摘するでしょうか。

今年の6月にある条件のもとでの遺伝子パネル検査が保険適応になりましたが、これもメリット・デメリットを考えたうえで行う必要があります。仮に、検査をして遺伝子異常が見つかったとして、それに対応する薬剤があるのか、それを使った治療ができるのか、それを使って治療をすればどれくらいの効果が見込めるのか、費用はいったい何百万円ほどかかるのか。

いろんな問題があります。

いろんな事柄について、知ることはとても大切です。世界の貧困について、地球温暖化について、ジェンダーの問題について。知ることによって初めて問題意識を持ち、問題の解決策を考えるのですから。しかし、こと病気に関しては、どこまで知って対応するのかということは大変デリケートな問題です。

症状が無い状態での検診では、検査結果に対して次の手を考えたうえでの検査は行っても良いと思いますが、検査が先行しすぎてしまうのは良くない結果も生むのではないかと少々心配しています。

医療の現場

QALY（Quality Adjusted Life Years＝質調整生存年）

2019年12月04日

私が医師になった30年ほど前は、「患者さんの命を何とかのばしたい」と思っていました。心臓マッサージも挿管・人工呼吸器装着も積極的に考えていました。指導医が「心臓マッサー

質調整生存年（QALY）

◉「完全な健康状態で1年生存」＝1QALYとする。
◉生存を「長さ」と「質」という2次元で評価する指標である。

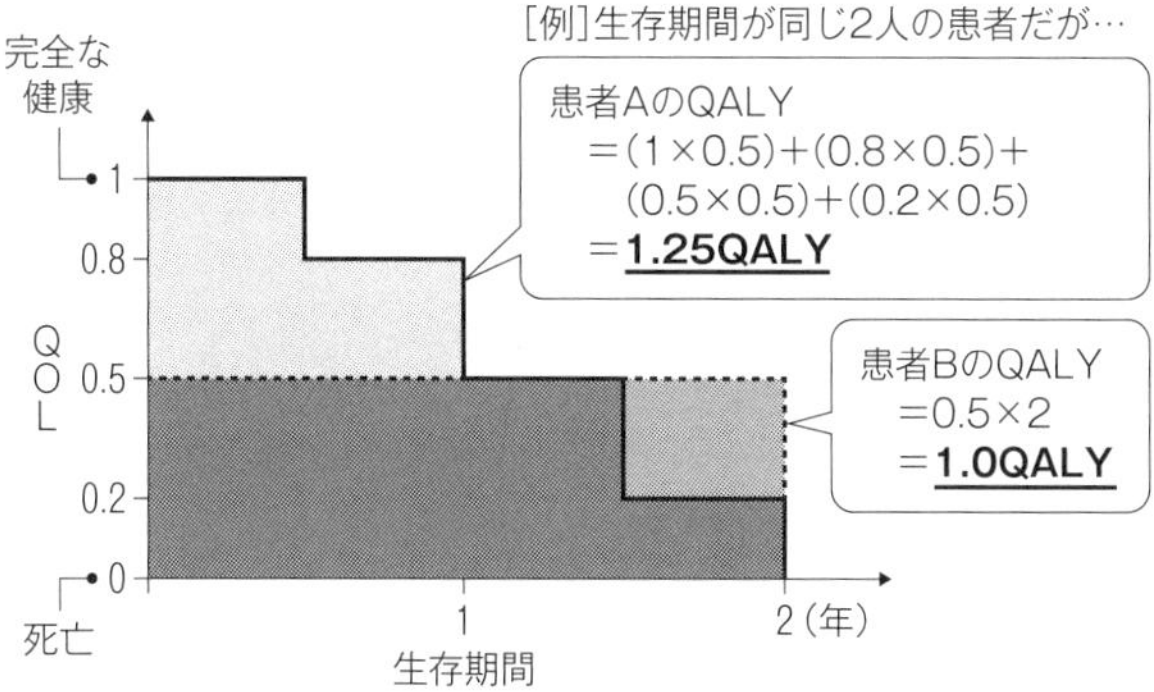

ジをもうやめよう」と言おうものなら、「なぜやめるのか」と反対したものです。抗がん剤も積極的に使って、「これがだめならこれ」「これもだめなら次にこれ」と文献を漁っていました。

しかし、多くの患者さんが逝く姿をみつめてきた今では、考え方が変わってきていることを感じます。最期をいかに自分らしく迎えるか、人生を閉じるか、と考えるようになりました。

先日、通院されているかたが、「もう90歳分生きたから、もういつ逝ってもいい」といわれましたが、その言葉を表面ではなく、心の奥で深く受け止めることができるようになったと思います。

上記のような図があります。質調整生存年

と日本語で訳すらしいですが、ＱＡＬＹ：Quality Adjusted Life Years です。これは経済学的な観点から医療を考えるときに使われるそうですが、それだけではなく、治療を受ける側の考え方としても大切なものだと思います。

言葉で説明すると少しわかりづらいかもしれませんが、

完全に健康な状態で2年生存したとすると、１００％×2年＝２００となります。（＝これを2ＱＡＬＹといいます）

たとえばＡさんが、はじめの半年は１００％の元気さ、次の半年は80％の元気さ、次の半年は50％の元気さ、その後の半年は20％の元気さで過ごして一生を閉じたとすると、１００×０・５年＋80×０・５年＋50×０・５年＋20×０・５年＝１２５（＝１・25ＱＡＬＹ）となります。

Ｂさんが、50％の元気さで２年過ごして亡くなったとすると、50×２年＝１００（＝１・０ＱＡＬＹ）となります。

さて、どちらが良いか。もちろん、人それぞれ考え方・立場が違うので、どちらが良いかなどと他人が評価するものではありません。

また、30％×3年＝90％×1年であり、ＱＡＬＹは同じになります。たとえば〝会社を引き継ぐためになんとしても3年は必要〟というかたもおられれば、〝しんどい治療はせずに過ごしたい〟というかたもおられるでしょう。

私が言いたいのは、どちらがいいというのではなく、今の医療は「30%×3年」という方法しか認めてくれない傾向にあるのではないかということです。

透析をしないといけないのか、胃瘻を作らないといけないのか、抗がん剤治療は受けないといけないのか……。それらをしないという選択肢もあるだろうに、なんとなくそう言いにくい雰囲気があるのではないかと思うのです。もう少し治療の選択に自由度があってもいいのではないかと思うこのごろです。

大切なこと

平和のために

2019年12月11日

先週、12月4日にアフガニスタンで人道支援活動に長年取り組んできた、中村哲医師が銃撃されて亡くなりました。

中村さんは「現地は危険だと言われるが、いくら武器を持っていても安全にはならない。武器によって平和は訪れない。現地の人に信頼してもらうこと、この信頼関係が平和をもたらす」と話しています。そして、多くの現地の人々から信頼され、愛されて30年もの長い間アフガニスタンで活動をされてきました。大変物騒で武器無しでは危ないのではないかと我々が思っている国に住んでいる人が、〝武器では平和をもたらすことはできない〟と言っているのです。

また先月11月23日に訪日されたローマ教皇フランシスコも、38年ぶりに被爆地で平和のメッセージを出し、「核という力による脅しでは、平和はもたらされない」と言っています。

教皇は「戦争のために原子力を使用することは、犯罪以外のなにものでもない」と指摘し、「核戦争の脅威で威嚇することに頼りながら、どうして平和を提案できるか」と述べ、名指しは避けながらも核による抑止を唱える国々〜多分そこには日本も含まれていると思われますが〜を批判しました。

子どもの頃に、「北風と太陽」というイソップ寓話を読んだ人も多いと思います。旅人の着ている上着を脱がすのに、北風か太陽か、どちらが脱がすことができるかという話。北風が強い風を吹き付けて服をはぎ取ろうとしても脱がせることはできず、逆に服を着込んでしまった。けれども太陽が燦々と照りつけたら暑くて自分からコートを脱いだ、という誰もが知っているお話です。

力で力を無理に押さえ込んでも、更にそれ以上の力が開発され、いつまで経っても本当の平和は来ないでしょうし、仮に押さえ込んだ平和が一時的に訪れたとしても長続きはしないでしょう。古来、数千年、世界のどこかで戦いは起きています。そして今も、どこかで命が奪われています。

ノーベル賞の授賞式が行われるこの時期、その光景を見ながら、人間はその頭脳でなんとすばらしいものをたくさん作り出してきたのだろうと感動します。しかし、人間はその頭脳でたくさんのむごいものも作り出してきました。

アフガニスタンの多くの人々に愛され、確かな信頼関係を築いていた中村医師でさえ、武器のもとに命を奪われました。このことは、信頼で、愛で平和を築くことがいかに困難であるかということを示しています。しかしやはり、武器ではなく信頼で平和を築きたい、と思います。

大切なこと

「損得」でなく「尊徳」を

2020年01月08日

明けましておめでとうございます。年の初めは、「尊徳」と「損得」のお話から。

私が子どもの頃には、薪を背に、本を手にした二宮尊徳さんの像が多くの小学校にありました。それを毎日見ながら、家の手伝いはきちんとしながらも、寸暇を惜しんで勉強することの大切さを教えられるともなく感じたものです。

「徳」を「尊ぶ」とはとても大切な心です。辞書をみると「徳」とは、〃倫理的、道徳的善に対する意志の恒常的志向性、ないしは善を実現する恒常的能力〃とありますが、この「倫理的」「道徳的」ということが大切なところだと思います。目に見える形で、またはお金に換算して「損」か「得」かでは無く、倫理的にみて、人間として、それが「善」なのかどうか。

松下幸之助氏も「〃『徳というものはこういうものだ。こんなふうにやりなさい』『なら、そうします』〃というようなものとは違う。もっと難しい複雑なもので、自分で悟るしかない。（中略）人間として一番尊いものは徳である」と言っています。では具体的に、徳のある人ってどんな人かなと考えると、だれに対しても裏表が無く真摯に向きあう人、信頼に誠実に応える人、損得では動かず道を正しく行う人など。

しかし最近は、どうも「損」か「得」か、が意思決定の根拠となっている人が増えたように思います。「しても得にならないからしない」「しないと損だからする」という、自分の利害に短絡的に結びついた行動が気になります。そうではなくて「お金にならないけど、喜んでくれるからしよう」という「善」の心に導かれて自然と行動ができるようになれば良いですね。

物事、損か得かだけで考えると心が荒んでしまいます。お母さんは子どもに無償の愛を注ぎます。得になるからおむつを替えるわけでもなく、得になるから公園に連れて行くわけでもありません。〝子どもが喜んでくれるからする〟というただこれだけが行動の源となっているのです。自分のしたことで人が喜んでくれる、こんな幸せなことはないと思いませんか。

「自国ファースト」とか「個人の自由」とかいうような「自分が中心」の考えではなく、親のため、子どものため、地域の人のため、そして地球のため、と「尊徳」の精神に導かれて日々暮らしていきたいと思います。

。大切なこと

ストレスはいけないこと？

2020年01月22日

先日、今年の東京オリンピックの正式種目になった「ボルダリング」というロック・クライミングの一種を見ていました。

もともとボルダーとは、山や河原などに転がっている巨石のことで、それに登る遊びがボルダリング。それが30年ほど前から、人工の壁に石を突き出させて登るインドア・スポーツとして広がってきたようです。

このボルダリングという、石のでっぱりや、少しのくぼみを使いながら大きな壁を登るスポーツをみていて思いました。「そうか、でっぱりが無いと上に登れないんだ」と。当たり前なのですが、石が出っ張っているから垂直に近い壁を登っていけるということにひとしきり感心しました。壁がつるつるだったら、決して上には登れないのです。そしてこの競技、腕力だけがものを言うのではなく、たくさんある凸凹のどれを使って上に行くかという選択、位置取りも大切な要素の一つになります。

つまり、人生にはある程度のストレス、つまりボルダリングでいう石の出っ張りや、くぼみが必要で、またそのタイミングを上手にとることで人を育てるということです。

いつの頃からストレスということばが日常的に使われるようになり、「胃が痛いのはストレスのせい」とか、「ストレスをためないように」とかといわれます。

しかし、「ストレスレス」の環境が本当にいいのでしょうか。なぜ、チーターやクマが木に登れるのか。なぜ車のブレーキがきくのか。なぜ、生物界は進化したのか。なぜ、新しい発明・発見があるのか。そこには、いろんな意味での摩擦、ストレス、ひっかかりがあるからだと思います。

昔から、「苦労は買ってでもせよ」と言いますが、やはり人生において、凸凹、ひっかかりというのは、新しい自分を展開するために大切なことだと思います。ボルダリングを見ながら、でっぱりが無いと人は上には登れない、ひっかかるところがあるから高みまで自分を持っていくことができる、と思いました。人と人が共同生活をする社会で、ストレスなく生きて行くのは無理でしょう。

ばねは強く押さえれば強く押し返されますし、少ししか押さえないと少ししか押し返されません。ばねをストレスと考えれば、強いばねに立ち向かうことで遠くまで跳べるのではないかと思います。

〝ストレス＝いけないもの〟ではなく、ストレス、ひっかかり、摩擦を自分のエネルギーにどう変えていくかが大切だと思いました。麦踏みをしないと強い麦は育たない、麦踏みをすることにより、強い根が張り冬の寒さにも耐えられるといいます。ストレスがかかることがいけないのではなく、それをどの方向に跳ね返し、伸ばしていくかが大切なことだと思います。

医療の現場

AIとの分業

2020年01月29日

先日、先輩の内科医と話をしました。その先生、一日平均80人の患者さんを診ておられると言います。

一日8時間診療をしたとして、1時間に10人、1人あたり6分の計算になります。服の脱ぎ着、診察のためにベッドに上がって寝る、起きる、靴を脱ぐ、履くという行為にも時間がかかりますから、一人6分というのはなかなか厳しい。まして、重症なかたや新患のかたがおられると20分、30分と時間が必要になりますから、滞りない診察というのはなかなか難しいと思います。

その先生が、〝いずれ診察もＡＩ（Artificial Intelligence 人工知能）が代わりを担ってくれる部分が多くなるのではないか〟と仰っていました。たとえばクリニックに行くと、食堂で食券を買うように、入り口に機械が置いてあります。そして、「熱」「咳」「下痢」「腰痛」「頻尿」「高血圧」などと書いてあるタッチパネルがあって自分の症状・病名を押す。「血圧」や「血液検査」のデータをいれるとＡＩが考えてくれて、適切な処方箋が出てくる。確かに、今の医学をフォローしようと思っても、量があまりにも膨大で追いついていけません。ですから、ＡＩ

のように日々更新してくれる医学辞書のような頭脳が判断してくれるとてもありがたい。また以前は「正しい」とされていたことが、時代とともに「正しくない」となることもあります。ですから、最新情報をもっているＡＩの力を借りることは医師にとっても患者さんにとっても大変好ましいことだと思います。

そして、ＡＩの判断の結果、医師の診察、更なる検査、専門医への紹介などが必要とされたときには診察室に行く。そうすることによって、高血圧や脂質異常症の人、風邪症候群、ウイルス性胃腸炎の人は、時間を待たずに薬がもらえる。医師も診察を必要とする人の診察に時間をかけられるというメリットがあるというのです。

以前なら病院に行かずに自宅で様子をみたようなかたが来院されることも多くなり、医療機関をすぐに受診できるメリットもあるけれど、デメリットも増えたと思います。広く浅くにするか、狭く深くにするか。医師や看護師の数に限りがある限り、広く深くは無理です。では、どうするか。そこはＡＩと人間との分業がいいでしょう。ＡＩと医師が仕事を分担することで、より好ましい医療ができればと思います。長い時間待ってやっと診察室に入ったら、「これは内科じゃなくて耳鼻科ですね」なんて言われることも無くなると思います。

そして、その先生。最後に、〝いろんなボタンを押して出てきたＡＩのコメントが「主治医を代えてください」だったりして〟とお茶目な落ちをつけました。

新型コロナウイルス

2020年02月05日

新型コロナウイルスの感染が広がっています。発症していない人からも感染するとなれば予防のしようがありません。

1．入国を厳しく管理できない以上、感染症は蔓延します。人の動きを制限することは、かなり強制力のある政府機関でないとできないでしょう。

2．検査をしても絶対ではありませんので、陰性だからといって感染していないわけではありません。また、仮に検査をしたときに、感染をしていないという意味の陰性であっても、翌日、感染する可能性はあります。「今、感染していない」ことと、「明日、感染していないこと」とは別のはなしです。

3．仮にコロナウイルスに感染していたとしても、いくつかの候補薬はありますが、すぐに使える治療薬はありません。

4．仮にコロナウイルスに感染したとして、現段階で致死率2％ほどということは、約98％は治るということになります。中国での致死率が他国と比べて高いのは、医療機関に押し寄せる患者さんが多すぎて十分な医療を提供できないからではないかと考えられます。

人工呼吸器を常時50台、１００台とおいている病院は無いでしょう。中堅の病院で2台、3台。大きめの病院でも5～10台くらいだと思いますので、人工呼吸器が必要な人がいるからと言ってすべてのかたに治療を施せるわけではありません。

また、新型コロナウイルスにかかっているかもしれないと心配して病院を訪れた際に、その時点では自分は感染していないのに、感染している人からウイルスをもらってしまうかもしれません。

そして、長ければ14日という潜伏期間、感染しているのかどうかもわからず、家に閉じこもっているのはなかなか厳しい。

と考えると、どこまで検査をするべきなのか。どこまで隔離が必要なのかと考えます。今さら検疫しても、その横をウイルスが通り過ぎているように思います。感染者が20人、21人と言うことに、どこまで意味があるのでしょうか。無症状の元気な感染者をすべて見つけるのは非現実的な話です。また現時点では、湖北省との接点が無いと検査は受けられません。

今後、どのような展開になるかはわかりませんが、正しい情報の公開を得て、冷静な判断をしたいと思います。

◦大切なこと

可能性は？

2020年02月12日

「○○の可能性は無かったのか」と、何か事が起こると言われます。それがどんなことであっても常に「可能性はあった」となります。

「地震で倒壊の恐れは無かったのか」「熱中症で倒れる危険性を考えなかったのか」「大雨でここまで浸水する可能性が無かったのか」と言われれば、すべて「可能性はある」となります。まあ、富士山頂まで浸水することは無いでしょうが、１９５８年アラスカでは５２４ｍの津波が来たといいますから、これも「絶対無い」とは言えないのかもしれません。

物事に１００％はないので、「可能性は？」と言われると、どんなことでも「可能性はある」となります。そうなると、「可能性があったのに、なぜ対策をしなかったのか」となります。ただ、対策をするには、お金が必要ですし、専門の人員も時間も必要です。「したいこと」「した方がいいこと」と「できること」とは別です。そして多くの場合、我々はお金も人員も時間もぎりぎりで働いています。

物事には順位をつけなければならないことがたくさんあります。大きな事件・事故が起きた時、すべての人を助けられないときには、トリアージをして優先順位をつけます。

日常生活でも、急に雨が降ってきた時に、干していた洗濯物を先に取り入れるか、今買ってきた冷凍食品を先に冷凍庫に入れるのか、などという些細なことだけれども、これも順番付けをしています。同時にすることが良いとわかっていても、できないことはたくさんあるのです。

物事を非難することは簡単です。可能性があったのになぜしなかったのか、と責めるのは簡単です。結果からものをいうのは簡単です。後出しじゃんけんほど楽なものはありません。

しかし、物事に完璧を求めるのは酷だということを我々は知らなければなりません。そして、多くの人が限られた物資・人手・時間のなかで一生懸命働いているのです。

ですから、「〇〇してくれない」ではなく、「〇〇してくれた」と思うことで、そう思う人は優しくなれるだろうし、そう思われる人も救われるだろうと思います。

今、新型コロナウイルスの感染の広がりについて、連日ニュースが流れます。下船できず、船内の一室に何日もいなければいけない肉体的・精神的苦痛。感染しているかもしれない、するかもしれないという不安・恐怖は経験していないものにはわからないでしょう。

しかし、毎日約２７００人もの乗客の食事を用意してくれる１０００名程の乗員がいること、彼らががんばってくれていることにも感謝したいものです。そしてコロナウイルスへの対応にあたってくださった職員のかたが亡くなられたことにも心をむけたいと思います。

。大切なこと

ものの価値は値段から

2020年02月19日

買い物に行きます。「こっちのお肉は１００ｇ　１５０円、こっちのお肉は１００ｇ　８００円、じゃあ１００ｇ　８００円のお肉のほうが良いお肉ね」と思います。なぜか。それは自分ではお肉の良し悪しを見極めることができないから。

車を買いに行ったとします。「こちらの車は１００万円、こちらの車は１０００万円。だったら１０００万円の車のほうが良い車だ」と我々は思います。だって車の性能なんて難しくてわかりませんから。

つまり我々は、誰か他の人がつけた値段によって、そのものの価値を判断しています。

世界保健機関ＷＨＯが２０００年に出した医療健康達成度で、日本は世界1位です。これに対しイギリスは９位、アメリカは15位です。また、国際的評価の高い医学雑誌「The Lancet」の２０１７年の論文でも、世界の１９５カ国の医療レベルを比較し、日本は11位と評価され、先進７カ国の中では1位です。ちなみにイギリスは30位、アメリカは35位です。しかしそれにもかかわらず、日本国民の日本医療に対する満足度は低いのです。

それはなぜか。その理由の一つは医療の値段を下げたことによって医療の価値を下げたからではないでしょうか。日本の大腸内視鏡の検査費用が２万５０００円程というのは、先進諸国の間では最安値です。２０１３年６月のニューヨーク・タイムズの記事によると、「大腸の内視鏡検査でいくら請求されたかを取材した結果、ニューヨークのある病院では６３８５ドル、ニューヨークの他の病院では９１４２・84ドル、ニューハンプシャー州の病院では７５６３ドル、ノースキャロライナの病院ではポリープの切除も含めて１万９４３８ドルであったという。」とありました。さすがに大腸ポリープを取ってもらって２００万円は払えません。車一台買えますものね。実際に支払う金額はそれぞれが加入している保険によって違うのですが、その保険に入れない人もたくさんいるのです。

　我々は全てのものに価値をつける目を持ち得ませんから、他の人がつけてくれた値段で価値を判断するしかありません。ですから、値段をつけるということは大変責任があることなのです。今一度いろんなものの値段について考えてみたいものです。

　そして、できれば、それらのつけられた値段が妥当であるかどうか考える知識と目を持ちたいと思います。

新型コロナ

「新型コロナウイルス感染症対策の基本方針」に対するつぶやき

2020年02月26日

昨日、政府から「新型コロナウイルス感染症対策の基本方針」が出されました。短いですので一読をお勧めいたします。

1．患者さんが増加した場合、一般の医療機関で新型コロナウイルスの感染を疑う患者を受け入れる　↓　ということは、新型コロナウイルスの感染患者が見つかったらその医院・病院は休診？　新たな感染者がみつかるたびに医院・病院は休診を余儀なくされ、ドミノ状態で市・町・村の医療機関が機能しなくなる？

2．基礎疾患のある人、高齢者は重篤化しやすいので早期受診を　↓　一般の医療機関（＝町の病院）に来ている人は、高血圧、糖尿病、喘息、心疾患、がん、膠原病などの基礎疾患がある人がほとんどです。そこに新型コロナウイルスに感染している患者さんが受診されたら、基礎疾患を抱えている人のリスクを高めてしまうように思えるけれど。大丈夫？

3．一般の医療機関も新型コロナウイルスの感染を疑う患者を受け入れる　↓　ということは、我々クリニックのスタッフも防護服を着て、マスクをして、ゴーグルをして、診察・

点滴・会計をするの？

4. 一般の医療機関でも、動線を分けるなどの対策を講じて受け入れる　↓　うちのクリニックの場合、出入り口は一カ所。診察室は2カ所。点滴室も大きく分けて2カ所。感染している人とそうでない人をどのようにして分けたらいいのかなあ。

5. 軽症なら自宅で安静・療養　↓　ということは、その家族も感染する可能性がかなり高いと思うのだけれど、それは仕方がないということなのかな。そのうえ、自宅療養の際には、患者さんは一部屋に隔離し、お世話をする家族を一人決めることを勧められていましたが、それを実行できるかたはどれくらいおられるのかなあ。単身の身でしんどくなったらどうしよう。

6. 自宅で療養していて状態が悪化したらかかりつけ医に相談したうえで受診　↓　えっ〜、なかなか怖い。明日の朝、ちゃんと目が覚めるか心配。

7. イベントの開催は必要性を検討するように要請　↓　つまり主催者の判断に任せる。感染者が出たら主催者が責任を追及される？　赤字になっても自己責任？　なんてことないですよね。

8. 咳などの風邪症状があれば、仕事を休むように　↓　果たして、そのようにできる人がどれだけいるのかなあ。

約100年前のスペイン風邪（インフルエンザの大流行）で死者が多かったのは、診療にあたった医師・看護師の多くが感染・死亡し医療崩壊したから、とも言われているけど。日本は大丈夫かな、心配だな。

大切なこと

結果からではなく、手を携えて前へ

2020年03月04日

新型コロナウイルスの蔓延、感染拡大を抑えるために、全国一斉に学校が休校になりました。人が集まるイベントの自粛要請もありました。多くのコンサート、集会は延期・中止となり、我々も、いくつかの学会が中止になりました。

今や経済活動も停滞し、世の中の空気が冷たく、淀んでいるように感じます。

何か物事を行う場合、プラスの面を期待して行うわけですが、マイナスの面もあります。人が集まる催し物を中止し、学校を休校にしたことが果たして良かったのかどうかは結果からしか評価されません。確かに、今回の休校措置は突然すぎた感は否めません。小さな子どもをもつ親たちが突然の決定に戸惑ったのは事実です。しかし、もし子どもが感染して亡くなるようなことが起これば、「なぜ全国一斉休校にしなかったのか」という非難の声は出てくるでしょう。

我々医療者も、患者さんを良くしたい、病気を治したいと思っています。だれも、悪くしようなんて思っていません。手術をして痛みをとってあげたい、血糖値をさげてあげたい、喘息発作を抑えてあげたい、そう思って治療をしています。しかし、皆それぞれ、病気の性格も違えば、各臓器の機能も違います。治療中に思わぬ事態になることもあります。もし、それをすべて結果からしか評価されないのであれば、怖くてだれも治療をしないでしょう。

失敗したことがない人はいないと思います。今までの人生で、自分の行いはすべて正しかった、間違ったことなどないという人はいないと思います。もしいるとすれば、それは自分で判断をしたことがない人でしょう。

後から、「こうすれば良かったのに」「ああしなければ良かったのに」と責めるのは簡単です。でも決定するまでに熟考を重ね、全てではないにしろある程度納得できる判断をしたのであれば、結果として思うようにならなかったにせよ、受け入れたいと思います。

世の中、１００％はありません。いろいろな判断に関して、今後反省すべき点はあるとしても、手を携えて前へ進みたいと思います。

◦時事・社会

あの日から９年

２０２０年03月11日

あの日、巨大地震が起こり、あの恐ろしい津波が甚大な被害をもたらしました。水素ガスが充満した原子炉建屋は爆発し大量の放射線物質が放出され汚染されました。９年経った今でも帰還困難区域は広く、また帰還可能になった地域においても、現実的にそこで仕事をし、生活をし、子どもたちを育てられる環境にあるのかと言えばかなり困難だと言わざるを得ないと思うのです。

私が記憶にあるＩＮＥＳレベル５以上の原発事故だけでも、２０１１年の福島第一原子力発電所事故（レベル７）、１９８６年ソビエト連邦のチェルノブイリ原子力発電所事故（レベル７）、１９７９年アメリカのスリーマイル島原子力発電所事故（レベル５）があります。

そして、３・11の地震は、その津波による被害だけでも相当なものを、原子炉建屋の爆発を起こしたことにより、風評被害も伴って生活ができない場所にしてしまいました。つまり、一度、手が付けられないことが起こるとどうしようもないことを、我々は経験しているのです。しかしそれにもかかわらず、どうして、アメリカもロシアも日本も原発を稼働させ続けるのでしょうか。どんなに安全基準を厳しくしても「絶対安全」はあり得ません。「もしも」が起こったときに我々が対応できるのかどうかを考え、できないのであれば考え方を変える柔軟さは必要だと思います。

また、「電力をつくりだそう」と言う前に、「使用電力量を減らそう」という考えも必要です。現在使用している電力量は50年前の約5倍です。果たしてそこまで電気が必要なのでしょうか。果たして50年前はそれほど不自由だったのでしょうか。現代は、エアコン、電気カーペット、OA機器、情報化、サービス化で電力の消費量は増えています。100年前、世界の人口は20億人程度でしたが、今は70億人を超えています。2050年には97億人に達すると国連は試算しています。これらの人々が好きなように電力を使えばどんなことになるかは想像に難くないでしょう。

電気はとても便利でありがたいものですが、安全のうえに成り立つ便利さでなければいけないと思います。安全でないものをなんとなく安全だと思ってしまうことは危険なことであり、未曾有の経験をした我々だからこそ、慎重に考え世界に発信していく義務があると思います。

注　INES（International Nuclear and Radiological Event Scale）：国際原子力事象評価尺度でレベル1－7に分類がなされている。

新型コロナ

医療崩壊にならないように

2020年03月18日

ＯＥＣＤ（経済協力開発機構）は、日本、アメリカ、イギリスなどとドイツ、フランス、イタリアなどのＥＵ加盟国の国々が集まって先進国間の自由な意見交換・情報交換を通じて、経済成長、貿易自由化、途上国支援に貢献することを目的としています。

そのＯＥＣＤのデータをみてみると（２０１８年の統計ですが）、

- 国内の病院数：日本は８４１２病院で１位。２位のアメリカが５５３４病院ですから大きく差をつけてダントツ１位です。イタリアは１０８６病院で10位。（ちなみに日本の人口　約１億２６００万人、アメリカの人口　約３億２８００万人、イタリアの人口　約６０００万人）
- 人口１０００人あたりのベッド数：日本が13・１ベッドでダントツ１位。イタリアは３・２ベッドで25位。アメリカは２・８ベッドで31位。
- 人口１０００人あたりの医師数：オーストリアが５・２人で１位。イタリアは４・０人で９位。アメリカは２・６人で26位。日本は２・４人で28位。
- 人口１０００人あたりのＣＴ台数：日本が１１１台でこれまたダントツ１位、オーストラリアが67台で2位、アメリカは44台で12位、イタリアは35台で19位。

- 入院日数：またまた日本が16・2日でダントツ1位、ロシアが9・1日で2位、イタリアは6・9日で8位、アメリカは5・5日で26位

つまり、この数字から見えてくることは、日本は医師数は少ないが、患者さんに対するベッド数は多い。入院日数が長く、手厚い検査・医療が受けられる、ということではないでしょうか。現在のところ日本における新型コロナウイルスによる致死率がそれほど高くないのは、医療費が個人負担ではないため十分な医療費が使え、医療従事者が厳しい労働条件で働いているからではないでしょうか。

以前、クリントン女史が来日した際に、「日本の医療がＷＨＯで世界№１と評価されているのは、医療従事者たちの聖職者さながらの自己犠牲のうえに成り立っている」と述べていますが、この言葉がそのことを如実に語っていると思います。

現在、イタリアを含めヨーロッパではウイルス感染が猛威を振るっています。イタリアではここ数年、財政健全化へ向けて医療費削減が行われ、この5年間で７６０の医療機関を閉鎖したといいます。現在イタリアでの新型ウイルスでの致死率が高いのは、高齢化だけでなく、絶対的な医師不足、看護師不足、医療従事者不足、そして医療機器不足を含めた医療環境の問題

によるのではないでしょうか。

これは、対岸の火事ではありません。いつ日本で起こってもおかしくない状況です。したくてもできない医療があるのです。受けたくても受けられない医療があるのです。今後、患者さんをトリアージしないといけない状況になるかもしれません。

ＣＴや胸部レントゲンを撮ってくれる放射線技師、看護師、検査技師なども常に感染のリスクの前に患者さんの対応をしてくれています。我々医療従事者が倒れると、患者さんを治療することはできません。必要な医療が受けられなくなる可能性があり得るという危機感を持ち、賢明な判断・行動をする必要があります。しかし、賢明な判断は正しい情報からしかできません。間違った情報から正しい判断は導かれません。正確な情報、冷静な判断、的確な行動が望まれます。

がん治療

情報の見方

2020年04月01日

我々はいろんな物事を数字で判断します。時事ニュースなどもアンケート調査の結果を見ながら、「へえ、あの答弁に納得していない人は76％か、結構いるんだなあ」とか「ふーん、会期延長に賛成している人は22％と意外と少ないね」などと思います。

数字になると、どうも信憑性が高くなります。しかし、それらの統計をどのようにとったのかと考えると、その数字もにわかには信用できないのです。

たとえば、「日中電話によるアンケートを行った結果」と言われると、〝昼間自宅で電話に出ることのできる人〟＝〝現役世代ではない高齢者〟かなあと思います。若い人は固定電話をあまりもたないだろうし、昼間電話に出られる人は限られているでしょう。逆に「インターネットで……」と言われると若い世代の意見に偏るのではないかと思います。つまり、いろんな調査の結果は、常に日本国民全体の意見を反映しているわけではないのです。

また、数字の幅がかなり広いものもあります。論文などをみていると「○○薬の奏効率は30～70％」などというものがあります。多分多くの人は、「え、そんなに違うの」と思うでしょう。ある抗がん剤の奏効率が30％とあれば「なんだ30％じゃ、あまり効かないね」と思うでしょうけれど、奏効率70％なら、「副作用が辛いのは覚悟のうえでがんばって治療をうけてみよう」と思うかもしれません。このように同じ抗がん剤での治療の結果も、論文によってはその数値にかなり差があることはめずらしくありません。

「どちらが、本当なの？」と思われるでしょうが、もちろんどちらも本当です。

ですから、我々は活字になった文章や数字から少し距離をとってみる必要があると思います。「数字」や「活字」になると客観的で正しいと思いがちですが、時には疑ってみてください。

また、言葉の定義もきちんと押さえておかないと理解が変わってしまいます。先程の例で言うと、「抗がん剤の奏効率30％」と言われると「この抗がん剤で治る確率が30％」と思われるかもしれませんが、「奏効率」＝「腫瘍が画像上認められない＋腫瘍が小さくなった率」です。それも4週間という期限付きで。奏効率≠治癒率なのです。

辛い抗がん剤治療を数回受けた後のCT評価で、医師から「がんが大きくなっていないので、この薬は効いていますね」なんて言われても「全然小さくなってない、全然効いてないじゃないか」と思われるでしょう。しかし、医師は「大きくならない」＝「効果あり」と判断します。薬の効果が無ければ大きくなりますから。

つまり、物事の判断には、定義、方法、対象、解釈など様々な要素を考えたうえで行うことが大切です。

今はいろんな情報が溢れています。今日は4月1日。情報の真偽について少し距離を空けて見てみたいですね。

◦新型コロナ

人のためになりたくてこの世界に入った

2020年04月08日

本日4月8日午後3時の時点で、新型コロナウイルスの感染者数はアメリカでは39万9886人と集計され、感染拡大に歯止めがかからず、医療従事者の負担も日に日に増して極限状態での勤務が続いています。そんな過酷な現場で働く看護師が、ある男件の姿をSNSに投稿して話題になっています。

以下はその記事（一部省略）です。

【「妻の命を助けてくれてありがとう」緊急救命室の外で号泣する男性に看護師は「心が奮い立った！」】

ニュージャージー州にある緊急救命室で働くアリソンさんは窓ガラスを叩く音に気付いて手を止めた。外に目をやると、高齢の男性が段ボールをカットして作ったボードを持って立っており、そこには大きくこう書かれていた。

「緊急救命室で働く全ての人に感謝しています。私の妻を救ってくれてありがとう。I LOVE YOU ALL.」。男性は胸に手を当て、左手でボードを掲げて立っており、その目からは大粒の涙が溢れ頬を濡らしていた。

　アリソンさんは次のように投稿したのだった。

「私は彼や、彼の妻のことを知りません。でも自分が看護師として13年間もやってこられたのは、このためだと気付いたのです。今は本当に辛い時期です。でもそのなかで私たちの仕事がいかに重要であるのか、改めて考えさせられたのです。私は私の仕事・チームが大好きです。」

　アリソンさんはこの男性の姿を見て心が奮い立つのを感じ、「『この仕事が心から好きなんだ』と再認識したのです」と明かしている。】

　この記事を読み、その高齢男性の写真を見ていると、私も涙が溢れてきました。この男性の表情を見ていると、彼の愛しい妻を救ってくれた医療スタッフに対する心からの感謝の気持ちがひしひしと伝わってくるのです。

　医療従事者は、〝なぜこの仕事を選んだのか〟と考えると、やはり〝人のためになりたかった〟からではないでしょうか。今、アメリカは大変な状況にあり、日本も遠からずそうなるでしょう。人々の心が荒れて、とげとげしくなってしまうのは仕方がないのかもしれません。でもこのような温かいニュースを見ると、やっぱり〝がんばろう〟と思うのです。人は、人の「こころ」で動きます。「義務」で動いているのではありません。

人それぞれ、その人の価値を誰がどう評価するのかわかりませんが、〝自分と巡り会えたことをどれだけの人が喜んでくれたか〟かなと思います。

大切なこと

世界はつながっている

２０２０年04月15日

新型コロナウイルスの蔓延はとどまるところを知らず、現時点で２００万人を超える人々の感染が確認されています。

この広がりをみて思うのは、世界は狭くなった、世界はつながっているということ。一つの物を作るのに国をまたいで材料、部品のやりとりがあり、ある国での商業活動が止まるとそれ以降の流れが止まってしまう。人々の移動制限によって経済がこれほどまでに冷え込んでしまう。つまり、数十年前のように、一つの町で、一つの国で物事が完結しなくなっています。

世界的に有名な霊長類学者、ジェーン・グドール博士は、新型コロナウイルスのパンデミックについて、次のように指摘しています。

「今のパンデミックは、我々が自然を無視し、地球を共有すべき動物たちを軽視した結果であり、これは何年も前から予想されてきたことである。今回のパンデミックは我々に、新たな流行を防ぐにはどんなことをすべきか教えてくれたはずだ」

「私たちは自然界の一部であり、自然界に依存しており、それを破壊することは子どもたちから未来を奪うことに他ならないということに気付かねばならない。我々が、何を食べるのか、その食べ物はどこから来たのか、その食べ物は動物を虐待して得られたものか、集約農業によって作られたものか、子どもの奴隷労働で作られたから安いのか、生産過程において環境に悪影響を及ぼしてはいないのか」と。

我々、地球上の生き物はとても密接につながっており、そのバランスを保ちながら何千年も生きてきました。しかし、ここ数十年の人間の仕業によって、植物、動物などの生物のバランスが急速に崩れてきています。まるで、人間がすべての生き物のピラミッドの頂点に立っているかのような傲慢な振る舞いは、結果として他の生き物の反乱を引き起こします。

このウイルス感染の広がりが終息をみた際には、我々は、人はあくまでも自然界を構成している生き物のひとつであること、決してピラミッドの頂点にいるわけではないことを謙虚に受け止めなければいけないと思います。

すべての生き物には生きている意味があります。その意味を我々が知らないだけであって、それぞれに意味があると思います。我々が知らないからといって、意味がないわけでは決してありません。それぞれがお互いに微妙なバランスを保ちながら、生存、共存しているのでしょう。

皮肉なことに、２０２０年の二酸化炭素の排出量の予測値は、過去50年に起きた最大の景気後退時期よりも更に減少する見通しのようです。世界の首脳が集まり、地球温暖化の原因の一つであるとされる二酸化炭素排出削減目標を掲げても、難しかったことなのですが。

我々は、何を一番大切にするか、を考えていく必要があるでしょう。

長さのそろったまっすぐなきゅうりを求めるのか、いろんな太さの曲がったきゅうりを求めるのか。

◦医療の現場

「たらい回し」という言い方

２０２０年04月22日

私はこの言葉は、耳を塞ぎたくなるほど嫌いです。残念ながら、このところ良く聞くようになりましたが。

辞書を引いてみると、「たらい回し」とは、「物事を次から次へと送りまわすこと、面倒な案件や関わりたくない案件を部署間で押し付け合う責任逃れや責任転嫁」とあります。そして、だれもが良い印象を持っていない言葉だと思います。

さて、医療における「たらい回し」という言い方は報道媒体から派生したらしく、病院の「受け入れ不能」「受け入れ困難」の言い換えとして用いられているようです。しかし、この「言い換え」は大変無責任極まりない「すり替え」であり、「言い換え」では到底すまされません。

つまり、病院の状況が受け入れ困難であると告げたことを、「面倒な案件」や「関わりたくない案件」とし、「責任逃れ」や「責任転嫁」として、まるで病院側が〝受け入れ可能なのに患者を受け入れない〟という印象をもたらす大変誤った言葉です。

「不可能」と「拒否」の違いすらわからない、つまり、「できない」と「しない」の違いすらわからない、大変お粗末な言葉のすり替えだと思います。マスコミにはこのようなことが少なからずあると思いますが、もし、このすり替えが故意でなければ、不勉強でしょう。

当直医は入院している病棟の患者さんも診ますから、病棟から、心肺停止だと呼ばれることもあれば、患者さんが自己抜管（人工呼吸器の管を自分で抜いてしまうこと）したとコールがあることもあります。病棟から吐血だ、痙攣だ、血圧が下がった、と呼ばれるわけです。通院がむずかしい重症のかたが入院しているわけですからこのような状況は十分にあり得ることです。

救急外来のための医師が当直しているわけではありません。一人の医師が病棟も外来も診ているのです。

ですから、「なぜ受け入れることができなかったのか」を考えずに、「受け入れなかった」という、その部分だけを切り取って非難するのは止めて欲しいと思うのです。

病院での受け入れが断られると、「なんで断るの？」「とにかく診て欲しい」と思うでしょう。しかし常に、すべての科の専門医が外来にくる患者さんのために待機しているわけではありません。受け入れた後に、

「専門でないのなら、なぜ受け入れたのか？」と思わないですか。

「前の患者さんがいてすぐに診られず、結局2時間も待たせるなら、どうして受け入れたのか？」と思わないですか。

「入院のための空きベッドがないなら、なぜ受け入れたのか？」と思わないですか。

体調不良であれば、「とにかく医師に診て欲しい」という気持ちは良くわかります。ですが、受け入れることができるのに断っているわけではありません。「できないから、できない」のに、「たらい回し」といわれ、「責任逃れ」ともし思われているとしたら、我々としては大変辛いことなのです。そこをご理解頂ければ、うれしく思います。

医療の現場

動物実験について

2020年04月29日

１９５９年、英国の Russell と Burch の両科学者が動物実験の倫理的規範として、「３Ｒの原則」を提唱しました。３Ｒとは「Reduction」「Refinement」「Replacement」のそれぞれの頭文字の「Ｒ」を意味し、「実験に用いる動物の数を減らすこと」「実験動物の苦痛を避けること」「実験動物を微生物や細胞、植物など、知覚機能の乏しい無脊椎動物に置き換えること」が、その趣旨です。

新しい薬剤を創ろうとすると、その過程で必ず動物実験が必要になります。なぜなら、新薬の候補ができた際には、まず動物でその副作用や有効性を見て、その次に少数の健常人で、その後患者さんで、と投与を受ける人の範囲を広げたうえで世に出すからです。

１９６４年に制定されたヘルシンキ宣言では、「ヒトを対象とする医学研究は、科学的十分な知識、適切な実験ならびに必要に応じた動物実験に基づき、一般に認知された科学的諸原則に従わなければならない（一部略）」と述べられており、動物実験の必要がなくなる可能性は、少なくとも近い将来は期待できないでしょう。

動物実験に反対する人の気持ちは良くわかります。何も知らない動物たちが、病気にさせられ、薬を投与され、時に解剖され、〝なんてひどいことをするんだ〟と思う気持ちはとても良くわかります。

しかし、生まれてから死ぬまで薬を一度も飲んだことがないという人がこの世界にどれだけいるでしょうか。保存料、香料、着色料、農薬などもすべて動物実験の結果、有効性や安全性が確かめられてから世に出ているのです。果たして、これらを使ったものを食べたことが無い、使用したことが無いという人がどれだけいるでしょうか。

動物愛護から肉は食べないという人はいるでしょうが、そのようなかたたちも熱が出ればお薬を飲むでしょうし、怪我をすればお薬も塗るでしょう。もちろん、不要な殺生は決してしてはいけません。しかし、やはり我々が少しでも安全に薬剤を使用するには、動物の命を頂くことになります。自分の家族にいきなり副作用も有効性もわからない薬を投与しますかといわれれば、拒否するのではないでしょうか。

我々人間は、多くの動物の犠牲のうえに、病気を治させてもらっています。彼らの命をもらって薬を開発し、できるだけ安全に使用しようとしています。医学部では、「実験動物慰霊祭」というものがあり、実験で犠牲になった動物たちを供養します。我々は、自分の手で動物の命を奪っていることを知っています。動物の命を、申し訳ないと思いながらも、しかし有り難く頂いているのです。逆に、世の中のどれだけの人が、日々生きていくうえで、動物に犠牲になってもらっているかをご存じでしょうか。

動物を殺さずにいろんなものが安全に開発されるのではあれば、これほど良いことはありません。しかし、動物実験で安全性を確認されたものを我々は毎日使っているにもかかわらず、「動物実験」という言葉の響きから「むごい、残酷だ」というのは正しくないと思います。

我々は今、新型コロナウイルスに対するワクチンや治療薬を待ちわびています。これらの開発が各国で精力的に進められていますが、やはりここにも多くの動物たちの犠牲があります。それを忘れず、命を捧げてくれる動物たちに感謝したいと思います。

時事・社会

各国の女性リーダー

2020年05月06日

新型コロナウイルスが世界に広がり始めて5か月。これまで各国のリーダーがそれぞれの方法で感染対策を行ってきました。そして、今、女性のリーダーたちがその指導力を発揮し、穏やかだけれどもぶれない手腕は目を引きます。

ドイツのメルケル首相（65歳）は早期から新型コロナウイルスの危険性を警告。人口の6～

7割が感染する恐れがあるとし、冷静で真剣な対応が必要であると国民に呼び掛けました。元物理学者らしく、事実を客観的に評価し、判断し、計画をたて、実行に移しました。経済的支援開始も早く手厚いと言います。ご存知のようにドイツでの感染者数や死者数は他のヨーロッパ諸国よりはるかに低く、今では他国の患者まで受け入れて治療をしています。

　ドイツが一部国境閉鎖という強硬措置を行う際には「移動の自由を苦労して勝ち取った私のような（東ドイツ育ちの）者にとって、こうした制限は絶対に必要な場合にだけ正当化される」と経験に基づく自分自身の言葉で述べ、その必要性を訴えました。

　ニュージーランドのアーダーン首相（39歳）。彼女は当初から、感染の「拡大防止」ではなく「根絶」を掲げ、早期から封鎖措置を行っています。国内の感染者が10人にも満たないうちから入国者の自主隔離、その後間もなく外国人の入国も禁止しています。こうした明確な姿勢と決断力が光っています。

　また評価が高いのが台湾の蔡英文総統（63歳）です。当初、このウイルスはヒトからヒトへの感染は無いとされていましたが、蔡総統はこのウイルスの流行の兆しが見ぇ始めた1月の時点で、既に感染拡大防止のための措置を発表しています。これにはもちろん、蔡総統の指導力があるわけですが、日本のように派閥や年功序列で大臣になることなく、その道のプロがプロとしての自覚と責任をもって大臣を務めているからだと言います。

現在、多くの国では症状がある人を中心に感染検査が行われていますが、アイスランドのヤコブスドッティル首相（44歳）は国民全員にウイルス検査を無料で行っています。アイスランドは人口が35万人程と少ないためできることではありますが、こうすることによって無症候性の感染者が多いと言われているこのウイルスの感染の広がりを知ることができます。

デンマークのフレデリクセン首相（42歳）やノルウェーのソールベルグ首相（59歳）は、テレビを通して子どもたちの疑問や不安に丁寧に答えています。ある女の子は聞いていました。「もうすぐ私の誕生日なんだけど、みんなで集まってパーティーをしてもいいですか」。「お誕生日おめでとう。でもね、今はみんなで集まらない方がいいわね。もう少し待ってね」と。

これらの女性リーダーたちが示した安定感のある温かさ、思いやりは、今までみてきた男性のリーダーたちとは明らかに違います。アメリカのトランプ、ロシアのプーチン、イスラエルのネタニヤフ、フィリピンのドゥテルテ、ブラジルのボルソナーロ、中国の習近平。彼ら男性のリーダーたちは、政治思想の違いがあるにしろ上から押さえつけ力で治めようとしているように感じますが、これらの女性のリーダーたちは、国民と同じ視点に立っているように思えます。

女性のリーダーが男性的である必要はありません。男性には男性の持ち味があり、女性には女性の特性があると思います。今、新型コロナウイルスの広がりのなか、世界の女性リーダーを見てみると、穏やかな、しかし凛と筋の通った、のびやかで頼もしい女性がたくさんいることに気づきました。

大切なこと

不要不急

2020年05月13日

「不要」とは、もちろん「必要ではないこと」。

「不急」とは、もちろん「急がなくてもいいこと」。

現在、感染拡大防止のために「不要不急」の外出を控えるようにと言われています。

確かに、目に見えない感染の広がりを抑えるには人との接触を控えることが基本であり、これは１００年前のスペイン風邪の時も同じで、科学が進もうとも変わりはしません。

そして、今回、「不要不急の外出を自粛するように」と言われて、我々の生活にとって、いかに「不要不急」なことが「必要」であるかということに改めて気づきました。子どもには遊びが必要であり、大人にも同様にそれぞれの〝あそび〟が必要だと思います。ウィンドウショッピングなんてまさに不要なことでしょう。お母さんたちが集まってランチなんて、これも確かに不要・不急でしょう。おじ様方の飲み会も要らないですよね。でも、人生を潤ったものにするのには、これらの「不要」が「必要」なんです。

4月末から先日までの間、私はどこに出かけることもなく、職場と自宅の行き来のみをして過ごしました。そんな中近くのホームセンターでポットの花を買い、ベランダのプランターにカーネーション、ロベリア、マーガレットなどと何種類かの花を植えました。

花は確かに生活必需品ではありません。有っても無くても一日は過ぎますし、直接仕事に影響を与えるわけでもありません。が、やはり花には癒されます。朝に晩にと狭いベランダに出ては、「つぼみが膨らんできた」だの「もう、枯れ始めた」だのと一鉢一鉢見ます。

音楽、絵画、演劇などの芸術、花、動物……と、これらが無くても我々は生きていけますが、それは「生物」として生きていけるのであって、「人間」として生きていくには、やはり潤いが必要だなと思います。

「不要なもの」＝「潤い」ではないでしょうか。

また、必要なものは、形あるものだけではありません。空間も時間も「不要な空間」や「不要な時間」が「必要」です。たとえば生活するのに高い天井なんて要らないですが、天井が高いと心も解放されます。

買い物に行って必要なものだけ買ってすぐに帰るのも良いですが、やはり、ぶらぶらと買うともなく商品を見てまわり、時間をつぶすのも楽しいもの。

我々は、「必要」と「不必要」のバランスがとれていると〝居心地が良い〟と感じるのでしょうね。

大切なこと

人生をどう締めくくるか

2020年05月27日

この春、新型コロナウイルスの感染が広がり、「人工呼吸器を装着」「ＥＣＭＯによる懸命な治療」などということばがニュースでよく聞かれるようになりました。しかし基礎疾患があるかたや、高齢のかたが、急速な呼吸不全に陥ったら救命することはなかなか難しいでしょう。また高齢者、重篤な基礎疾患があるかたが人工呼吸器の装着やＥＣＭＯによる治療を果たして望んでいるのかどうか。ご家族もそのような治療を希望しているのか。ウイルスの感染拡大がやや落ち着きを見せている今、考えておくことだと思います。

日本でも、諸外国と同様に「患者の自己決定を重視して治療方針を決めるべき」との考え方が広がってきています。この「患者の自己決定の意思を尊重する」という考え方は人生の最期を決める際にもみられるようになり、事前に示された患者の意思により延命処置を行わないことも認められるようになってきました。

延命処置に関しては言うまでもなく、正解があるわけではありません。それぞれの生き方、考え方に依ります。〝可能性が少しでもあるなら機械の助けを借りてでも最期までがんばる〟という考え方もあるでしょうし、〝自力で生きていけない状況がきたならそこで終止符を打つ。心臓マッサージも人工呼吸器も私は不要〟という考え方もあるでしょう。しかし、急速に病状が悪化した際、本人の意思を知らなければ、家族は戸惑い、可能といわれるすべての治療を受けることを選択するでしょう。

先日、外国のニュースで〝コロナウイルスに感染したご高齢の親御さんを、入院させずに、自宅で看取った〟というものがありました。自宅で看取ったことに関しては感染の面からしても賛否両論があるでしょうが、最期まで親のそばにいたい、触れていたい、と家族が思い、患者さん本人も最期は家族に見守られながら逝きたい、というのであれば、尊重されてしかるべきだと思います。

新型コロナウイルスの感染が広がり始めた頃は、どんなウイルスかもわからず、つい先日まで元気だった人が急速に悪化し亡くなったという報道に恐怖を感じたものです。しかし、少しずつこのウイルスの特徴が各国から報告され、対処の方法がわずかではありますがわかり始めてきています。ただ、ワクチンや有効性の高い薬を得るにはまだ時間がかかるでしょう。

ですから、自分は何のためにこの治療を受けるのか、自分はどのような治療を受けたいのか、または受けたくないのか、ということを考えて、ある程度の方向性は決めておきたいと思います。

すこし考える時間ができた今、自分の人生の最期をどのように締めくくるか、私も考えています。これは難しい問題かもしれませんし、考えが変わることもあるとは思います。しかし、いろいろ考えてみることは大切なことで、もしかしたらシンプルにまとまるかもしれません。

逼迫している医療財政の問題もあるので、自分の受けたい治療が受けられるかどうかはわかりませんが、自分の受けたくない治療は受けたくない。そう思います。

がん治療

がんの経過観察期間

2020年06月03日

胃にがんができれば胃がん、乳腺にがんができれば乳がん、といいます。つまりどこにがんができたかという「場所」によって名前が付いています。しかし、それらの病気の性格はいろいろで、「肺がん」「乳がん」「卵巣がん」といっても、その性格・顔つきはいろいろです。おとなしいタイプのものもあれば、やんちゃなタイプもいます。そこで、今までのように発症した場所で決める縦割りの診断・治療ではなく、病気の性格が似ているかどうかで治療方針を決めることもあります。

たとえば、細胞の増殖に関与しているとされるタンパク質でＨＥＲ２と呼ばれる目印があります。乳がんにこの目印が過剰に発現していれば、この目印をブロックするお薬が治療薬として用いられます。また、胃がんでもＨＥＲ２という目印が発現していればこの薬をつかいます。つまり、縦割りの病気分類から横のつながりでの病気分類になり、それに伴い治療方法も変わってきました。「どこにできたがんか」という分類ではなく、「どんな目印が出ているがんか」「どんな性格のがんか」という分類です。

さて、そんな中で、患者さんから「胃がんなどは5年再発しなければ治ったと言われるのに、私の場合、乳がんで10年経過をみる必要があるといわれたが、どうして経過観察期間が違うのですか」と聞かれることがあります。確かに、胃がんや大腸がんなどは5年再発しないと、〝もう大丈夫だろう〟ということで外来通院も終了になることが多いと思います。しかし、乳がんは10年経ってもまだ外来通院が続くこともめずらしくありません。

２０１６年に全国がんセンター協議会が発表した集計結果では、

胃がんの5年生存率は70・9%、10年生存率は69・0%
大腸がんの5年生存率は72・1%、10年生存率は69・8%
と5年と10年で生存率はあまりかわりありませんが、
乳がんの5年生存率は88・7%、10年生存率は80・4%、肺がんのそれは39・5%と33・2%であり、肝臓がんでは32・2%と15・3%となっています。

　これらのデータから、5年後と10年後の生存率に大きな差が無ければ5年で経過観察期間は終了となり、5年後と10年後の生存率に差があれば10年の経過観察ということになります。ただ、これらのデータは１９９９年～２００２年の集計であり、当時と比べると治療方法が進歩してきていますので、当然結果も改善されていることを含めてこの数値を見て下さいね。また、「乳がん」「肺がん」と一口にいっても、組織学的にいろいろなタイプがあり、それに伴って予後も違いますので、あくまでもこの数値は参考程度にとどめて下さい。

　今では「分子標的薬」という言葉は多くの患者さんが知るところとなり、「免疫チェックポイント阻害剤」も見いだされ、その恩恵を受けることができるようになりました。医学も日進月歩です。

　そして、がんの特徴についての研究も進んでいます。なぜ、乳がんは長期間目が離せないかと言うと、乳がん細胞が骨髄中で長期間の休眠に入るためではないか。また、予後が良くない印象のある膵がんですが、高頻度に見られる変異遺伝子は4種類のため、監視しやすいのではないか、とも言われています。

このように、それぞれの病気の特徴が解明され、それぞれの特徴にあった対処の仕方が少しずつではありますが見えてきました。相手がわかれば対処の仕方もあります。ですから、今までの病気分類、それによる経過観察期間というものも、すこしずつ変わっていくだろうと思っています。

時事・社会

誰のせいでもないこと

2020年06月10日

何か嫌なこと、困ったことが起こると、人は誰かのせいにしたくなります。「どうしてこうなる可能性があったのに、対策をしていなかったのか」「どうして……」。または、「自分が○○したから、こうなってしまったのではないか」「私のせいだ……」と自分を責める人もいるでしょう。

しかし、世の中には、どうしようもないこと、誰のせいでもないことがたくさんあります。

その最たるものが「生老病死」。

「生」。この世に生まれてきたこと。この時代に、日本という国に生まれてきたこと。良くも悪くも我々は今、ここに、生きています。

「老」。誰もが歳をとり、老いていきます。肉体的なものだけではなく、精神的にも「老」に逆らうことはできません。

「病」。これも、どうしようもありません。どんなに規則正しい生活をして、毎年健康診断を受けていても、逃れられない病はあります。

そして「死」。ある程度将来への時間が見通せる場合もありますが、今、世界に蔓延している感染症のように、思い残すことがいっぱいあるのにこの世を去らざるを得ないこともあります。

このように、「生老病死」は、誰のせいでもなくすべての生き物に訪れます。これが究極の「誰のせいでもないこと」です。しかし、ここまでではなくても、「誰のせいでもないこと」は世の中にたくさんあります。

好ましくない結果が起きたときに、誰かのせいにしても解決にはなりません。1000年に一度起こるかどうかの地震対策の完成度をどこまで求めればいいのでしょうか。個人情報のセキュリティーをどこまですれば完璧と認めてもらえるのでしょうか。限られた財源のなかで、どこまで補償を求めるのが妥当でしょうか。

多分、多くの人が、自分ができることを、ひたむきに努力して、今を生きていると思います。足元ばかり見ていては空の広さを感じることはできないでしょうし、空ばかりを見上げていては足元の凸凹に気づかず転んでしまいます。

何か好ましくないことが起きたときに、それが明らかな悪意から生まれたものでなければ、他人のせいにするのではなく、また、自分を責めるのでもなく、その事実をそのまま受け止め、一人一人がその対処方法を考えることができたらいいなあと思います。

今、起きているウイルス感染。誰のせいでもないでしょう。発生源を突き止めることが解決になるでしょうか。感染を抑えようとすれば、経済が止まってしまう。経済をまわそうとすれば感染が拡大する。我々は今、大変難しいバランスの中にいます。

しかし、社会全体が荒れ地になったこの春が過ぎ、今、新しいアイデアや助け合いの心がいろいろなところから芽吹いていることに、しずかな感動をおぼえ、新しい未来の光を感じます。

時事・社会

人は平等ではない

2020年06月17日

黒人が白人警察官に首を膝で押さえつけられ窒息死した事件に端を発して、世界的に差別に対する抗議のうねりが起きています。しかし、このような活動が起きている最中の先日にも、駐車場で寝ていた黒人が検挙される際に「抵抗して逃げた」という理由で射殺されています。こうも簡単に人間の命を「奪える」ことに、強い恐怖、怒り、嫌悪感を抱きます。未だに「差別」という大きく高く厚い壁が立ちはだかり、ある黒人は「黒人は人間扱いされず、動物扱いである」と訴えていました。私が子どもの頃に見た、首や足に鉄の鎖を巻かれて強制労働させられていた奴隷の記録映画や写真は今も私の心に深く刻まれています。彼らが病気になっても「病院に連れて行くより、次の奴隷を買ったほうが安い」と言われて「使い捨て」だったと。そしてこの奴隷制度はほんの１５５年前まで、１８６５年まであったのです。更に、「奴隷制度」はなくなっても、「現実の差別」は今日も残っています。

２００９年、アメリカに非白人・アフリカ系のオバマ大統領が誕生し、ある程度社会は平等になってきているのかと思っていました。しかし、まだまだそうではないという、恐ろしい現実を今回の映像で思い知らされました。確かに「人間」としての扱いではありません。

また銃社会のアメリカで起きている事件だけでなく、他にもいろんな不平等を感じます。たとえば、ウイルス感染拡大を抑えるために「石鹸で手を洗って」「流水で20秒間手を洗って」「アルコール消毒をして」などと言いますが、きれいな水が無い国はたくさんあります。日本のように水道水が飲める国は、世界200カ国のうちでも、15～20カ国ほどと言われています。また、密集がいけないと言われても、難民キャンプで過ごさざるを得ない人は数千万人います。それも半分は子どもたちです。

このことを皆さんはどう考えるでしょうか。

きれいな水が蛇口から出てくるのをみて、我々は感動するでしょうか。多分多くの人が当たり前のことと思い、少しでも水が濁っていたら、不満を感じるのではないでしょうか。しかし、雨水を汲むために何㎞も歩かなければいけない子どもたちは、きれいな水が井戸から汲み上げられるだけで、感動し、喜びを感じ、きらきらとした瞳で満面に笑みを湛えて井戸を掘ってくれた人に感謝すると思います。

世界はまだまだ不平等です。そして残念ながら、これらの不平等はなかなかなくならないでしょう。我々は「日本に生まれて良かった！」と他人事として終わるのではなく、世界で起きている不平等の現状を知って、現実に起きているこの歪みを正していきたいものです。

日本国内にも、右記にあげたのとは違った不平等があります。今回、コロナ感染の社会を見ていて、ほんの少し垣間見ただけではありますが、いろいろな不平等を感じました。

私もこの歳にして知らないことがたくさんあります。しかしまだ、「知ろう」という意欲はあります。平等な世界にするには、現実を知るところから始まります。

2020年06月24日

大切なこと

苦しいときほど人間性が見える

ナチス・ドイツ時代、体調を崩した囚人に自分のお金で薬を買って、密かに薬を与えたドイツ兵士がいたといいます。日中戦争時代、飢えている中国の兵士に自分のにぎりめしを分け与えた日本兵がいたといいます。

また、1982年1月のエア・フロリダ90便墜落事故では、氷結したポトマック川に飛行機が墜落したのですが、凍った川に投げ出された乗客の男性は、救助のヘリコプターから自分に投げられた命綱を二度にわたって傍にいた女性に譲り、3度目にヘリコプターが戻ってきた際には力尽きて、割れた氷の中に沈んでいました。あまりにもこの映像は衝撃的で、自分の身を捨ててまで女性を救った男性の姿はいまでも忘れられません。

　有名な日本の外交官、杉原千畝も１９４０年夏、ポーランドなど欧州各地から迫害されて逃げてきた多くのユダヤ系の人に対して、命令に反してビザを発給し、救った命は６０００人にものぼるといいます。

　また、１９９４年に公開されてヒットした映画「シンドラーのリスト」では、１２００人ものユダヤ人を逃がしたとされるオスカー・シンドラーが画かれています。

　簡単に人を殺せたあの戦時中。自分の命を失うかもしれないのに、これだけのことをした人がいるというのは驚きですが、調べてみると法を犯してまでも敵国の人を逃がした人は、各国にいることがわかりました。これらの行為の根底には、人間としての揺るぎない信念があってのことだと思います。

　大変な時ほど人間性が見えます。自分の命の危険を冒してまでもユダヤ人を助けることができるか、と問われれば、私にはまずできないでしょう。

　今、経済が完全な失速状態の中にあって、大変な状況のかたはたくさんおられます。そのような中でも自分の権利を主張して譲らない人もいますが、多くは「大変な時だから一緒に頑張ろう」と、様々なボランティア活動をしたり、魅力的なアイデアを発案したり、またクラウドファンディングに協力したり、とそれぞれが自分にできることをしています。

我々が生きていて幸せを感じるのは、誰かが喜んでくれるときでしょう。料理人はお客さんがおいしそうに食べてくれたら幸せでしょうし、教師は生徒が「わかった！」と笑顔を見せてくれたら幸せでしょう。人が喜ぶことに幸せを感じるなんて、人間はやはり素敵だなあと思ってしまいます。

杉原千畝やシンドラーのようなことはとてもできませんが、普段から少しでも清らかな心を育みたいと思います。

。大切なこと

検証の大切さ

2020年06月28日

新型コロナウイルス感染拡大防止のために大阪府が行った自粛要請に関して〝検証〟を目的とした専門家会議が先日開かれました。オブザーバーとして参加した京大、阪大の専門家は「感染のピークは3月28日ごろであり、4月7日の緊急事態宣言に伴う休業要請などは効果が薄かった」との認識を示し、大阪府が3月に呼びかけた大阪・兵庫間の往来白粛要請についても「たぶん効果は無かった」としました。

この結果を聞くと、「なんだ、頑張って自粛したのに、意味無かったの？」「自粛なんてしなければ良かった」と思う人も少なからずいるでしょう。しかし、これは違います。みんなが自粛をしたからこそ、「自粛をする必要は無かった」という結論が導き出せたのです。

いろんなものごとは、結果からみて正しかったこと、間違っていたことがあります。すれば良かったこと、しなくても良かったこと、は後からわかります。しかし、それはある決め事をきちんと行い、それを後から分析し検証したからこそ導き出せるわけであって、いい加減な実行の仕方だったり、検証もせずにほったらかしだったりであれば、必要だったのか、必要でなかったのかはわかりません。つまり、結果として良かったかどうかは、理論に基づく仮定の上に実行したことを検証するからわかるわけで、結果として良くなかったから、不必要だったからと言って、その理論・仮定を示した人、実行した人の責を問うものではありません。

ですから政府がコロナ対策の専門家委員会の発言者が明記される議事録を作成していなかったことには驚きました。新型コロナウイルス感染症は歴史上まれにみる事態であり、公文書管理の観点からすると発言者の名前も記録されているだろうと思っていたのです。しかし、政府は、名前を記載しなかった理由として「名前を出さないほうが、忌憚の無い発言が聞けるから」というようなことを言っていました。しかし、専門家委員会の先生方は、責任をもって発言をしているわけであって、名前が出ても何も困ることはないでしょう。名前が出るから「無難な」「どうとでも解釈できるような」発言をするということはありません。

「名前が出ると本音が言えない」という発想は、政治家の発想ではないでしょうか。以前にも書いたように、「いつ」「誰が」「どこで」振り返っても、理解・認識にずれが無い、誤解が生じないようにするのが「専門家」の自負です。「自分の言ったことが間違っていると困るから、誰が言ったかわからないようにする」とか、「どのようにでもとれるような曖昧な言い方をする」ということはありません。

今回、大阪府知事の「自粛は必要なかったのか」という質問に対して、専門家のかたがはっきりと「効果は薄かった」「多分、効果はなかった」といったのは、聞いていて大変すがすがしく思いました。自分の学問に対する自信が感じられます。

「言ったことが間違っていた」「したことが不必要だった」と後から振り返ることはとても大切なことです。そして、それらは決して責められることではありません。非難されることではなく、「間違っていた」「必要なかった」という結果をもとに「方向修正」すれば良いことであり、そのために正しい検証が必要なのです。

医療の現場

「異常無し」という難しさ

2020年07月01日

新型コロナウイルス感染の再拡大が懸念されるなか、少しずつではありますが、感染拡大防止と経済活性化の両輪を廻すべく、経済活動の再開が試みられています。そして、社会活動再開にあたり、「感染していないことを証明してもらうように」と言われたかたからのお問い合わせを頂きます。しかしこれは大変難しいのです。

これはなにも〝町の開業医での検査が難しい〟と言うのではなく、検査が１００％正しく判断できるものではない以上、「陰性」「陽性」は絶対ではありません。仮に「陰性」だとしても、「今は、感染していないだろうと思う」とはいえても、「今、感染していません」とは言いきれないのです。ましてや、将来的に感染しないことの証明にはなりません。明日感染するかもしれないのです。

これは、市民健診や会社の健診でもそうですし、入院して行われるいろんな検査もそうです。検査で何が難しいかというと、「異常無し」と言うことが難しいのです。

逆に言うと、レントゲンを撮って、「ここに肺炎の影がありますね」というのは、そんなに難しくない。胃の内視鏡検査をして、「ここに胃潰瘍がありますね」というのもそんなに難しくない。しかし、レントゲンを撮って、「何も問題無いですね」というのは難しいし、内視鏡検査をして「胃はきれいですね」というのも難しいのです。

　多分、多くのかたは「何も異常は無い」と「言う」ことが難しいとは思っていないでしょう。「何も無い」と言うのは「簡単なこと」で、「何か有る」ほうが難しいと思っておられるのではないでしょうか。しかし然にあらず。「何も無い」「大丈夫」と言うことの方がストレスがかかるのです。そして、患者さんが帰られてからも、レントゲンやＣＴを見直して、ああかな、こうかなあ、といろいろと考えるものです。

　後から見返して「ここに異常陰影があったではないか」「見落としではないか」という話を聞くことがありますが、後からものをいうのは楽なことです。そういう目でみるとそう見えてくるものですから。

　世の中では、毎日、多くの検査・点検が行われていますが、「異常なし」というのは、なかなかハードルが高いのではないでしょうか。

　私も「異常無いですね」と言うときには脈拍が速くなりますが（笑）、少しでも高い完成度を目指さなければと思います。

がん治療

免疫治療は効くのか？

２０２０年07月08日

当院は、自由診療の免疫治療を行っていますが、保険診療をされている先生方から「エビデンスがない」とお叱りを受けることがあります。つまり、「有効性があるなら保険が通るはずだ。保険診療になっていないということは有効性が無いことの証だ」ということだそうです。しかし、本当に「保険診療が認められていない」＝「あやしげな治療」「無効な治療」でしょうか。

「保険診療が認められている治療」＝「治る治療」ではないことは一般的にご理解頂けていると思います。放射線治療しかり、抗がん剤治療しかり、です。２０１９年のがん罹患者数は国立がん研究センターの統計によると、１０１万７２００人。死亡者数は38万３０００人となっています。治癒されたかたの多くが内視鏡手術、外科手術によるものです。抗がん剤や放射線治療でがんが治せるならこの38万３００人のかたは救えたはずです。これが抗がん剤治療、放射線治療のエビデンスです。

がんの治療で「これで絶対に治る」という方法は無いでしょう。免疫治療も「これで治る」とは言いません。しかし、実際に患者さんを診ていると、免疫治療で大変予後が良いかたがおられることも事実です。

当院には、いろいろな治療を受けられた後再発したり、他に治療法が無いと言われたりして来院するかたが多くおられます。いわゆる、ガイドラインから外れた人が、何か方法はないかとさがして来られるのです。たとえば、現在通院されているかたを何人かご紹介しますと、

●30歳台　子宮がん：「他に治療法はない。余命3か月」と言われ来院。免疫治療を開始して1年半。抗がん剤不使用。ＣＴ上腫瘍認めず。

●50歳台　肺がん：最初の抗がん剤治療後4か月で再発。再度の抗がん剤治療後、再々発を防ぎたいと来院。2年経過。抗がん剤不使用。再発認めず。

●60歳台　前立腺がん：腫瘍切除を勧められたが合併症に不安を抱き免疫治療を希望され来院。5年経過も画像上腫瘍認めず。

●50歳台　膵がん：見つかった時には、既に手術適応外だったため抗がん剤治療開始。その後副作用などのため抗がん剤をしたりしなかったりしながら、免疫治療と併用。5年経って、他の理由で開腹手術したところ、がん細胞は認められず。

●60歳台　肝臓がん：肝硬変にて手術できず。ラジオ波にて治療後、当院にて免疫治療。4年経過。再発認めず。この間無治療。

そして、大切なのは、皆さんがお元気だということです。いわゆるＰＳ（Performance Status）といわれる、日常生活での元気さをあらわす度合いが「０」。つまり、発症前と同様に生活できているということです。これが免疫治療の大きな魅力です。

保険適応のがん治療と同じで、すべてのかたに免疫治療が効果があるとは言いません。しかし、右記のように免疫治療が効果を発揮していると考えられるかたを見ていると、「保険適応でないから無効である」とは言えないのです。まだ解明されていない科学・病理はあると思います。我々がまだ知らないから、解明できていないから、その効果を否定するというのはおかしいでしょう。長い歴史のなかで、後々理由が解明されることはたくさんあります。

ただ、保険適応外のため治療費が高額なのも事実です。財源に限りがある限り、医療制度改革が必要です。現在の保険診療の１割負担、３割負担を変えていく、保険診療の適応にならない疾患を認める、などを考えていくことが必要でしょう。

時事・社会

ラストチャンス

2020年07月15日

我々は、「人間」にとって住みやすい世界をつくってきました。川に水を汲みに行っていた時代から、井戸ができ、水道ができ、蛇口をひねればきれいな水が出る時代になりました。葉っぱにものを包んでいたものが、紙や布ができ、今は、プラスチックの容器、袋という便利な入れ物ができました。

通信、移動、日常生活、本当に〝便利〟になりました。しかし、これらは「人間」にとって便利なだけであって、他の生物はこのような変化を喜んでくれたのだろうか、と思うのです。「人間という生き物」にとっては、都合が良く、便利なことが、「他の生き物」にとっては大変迷惑なことなのではないのか。

一度便利を手にするとなかなか不便な生活には戻れないかもしれません。しかし、電車で通勤せずに自転車で走ったり、歩いてみたりすると季節を孕んだ風の匂いを感じるものです。見えなかったものが見えてきます。

「何十年に一度」の災害が毎年のように起こり、ＳＡＲＳやＭＥＲＳのような致死率の高いコロナウイルスがある程度落ちついたかと思えば今度は新型コロナウイルスの蔓延。これは、自然がなんとかして、あまりにも身勝手な我々に忠告してくれているのではないかと思うのは私だけではないでしょう。

「自然破壊や気候変動が今後も続けば、今回のコロナウイルスのような病気が増える」と、7月6日、国連が発表しました。人間が自然を破壊し、動植物の居場所を奪うことにより、動物と人間の間で感染する病気「ズーノーシス（zoonosis）」が増えるだろうと警告しているのです。

広い土地をどんどん開墾していく。養鶏場で桁違いの鶏たちを飼い、卵を産ませ、肉を奪う。ひとたび、〝鳥インフルエンザウイルス〟にかかった鶏が見つかれば、すべての鶏たちは「殺処分」という「もの」扱いの言葉で殺される。

アフリカのボツワナで350頭ものゾウが大量死しているのが見つかったと先日のニュースにありました。何が原因かは未だわかりませんが、とにかく、あちらこちらで地球が壊れてきているのは間違いないでしょう。異常気象、昆虫の大量発生、動物の大量死。

今、立ち止まって、「人間」が向かっている、向かおうとしている方向は本当に正しいのか、考え直す必要があります。東京と大阪間を2時間半ではなくて3時間で行き来しても良いのではないでしょうか。毛皮のコートを着る必要も無いでしょう。それによって奪われるものが無いのであれば良いけれど、それによって、自然が奪われ、生き物が「もの」として扱われ、殺されるのであればそれは間違った方向に進んでいると思うのです。

２００２年のＳＡＲＳ、２０１２年のＭＥＲＳ、そして２０１９年のＣＯＶＩＤ－19。自然が我々に「もういい加減にしたらどう？」「今まで、何度も警告してきたけど、まだわからないなら、もうこれ以上言わないよ」と言っているように思えます。人間の進もうとしている方向が間違っているのではないか。今、しっかりと立ち止まって、根本から考え直す、最後のチャンスを自然から与えられたのではないでしょうか。

人間は「動物」の中のひとつの生き物です。他のものを支配する、押さえ込む存在ではありません。「自分が」「人間が」ではなく、「自分と」「他の生物と」という平和的な共存の道を考え直さないと、本当に取り返しがつかないことになるでしょう。

。大切なこと

認知症について

2020年07月22日

『ボクはやっと認知症のことがわかった』という本を読みました。「長谷川式簡易知能評価スケール」を作った長谷川和夫先生の言葉が書かれた本です。

このスケールをご存じのかたも多いと思いますが、認知症の診断の際に使われる簡易検査で

「今日は何日ですか」「１００から７を順番に引いて下さい」などという、認知症ではない人からすると怒られそうな質問が９つ（改訂版）あります。このスケールを作られた精神科医の長谷川先生ご自身が認知症になって初めてわかったこと、改めて感じたことが書かれています。

　１９７２年、有吉佐和子さんの『恍惚の人』という痴呆を扱った小説が出版され、この年のベストセラーになり、映画化もされました。当時は「認知症」という言葉も無かった時代で、２００４年に「認知症」という言葉が生まれるまで、「呆け」「痴呆」と言われていました。そして「痴呆になったら、何もわからない」「違う世界に住む人」「話をしてもわからないから、痴呆老人の意見は聞かずに話をすすめよう」などという認識が一般的だったように思います。しかし、認知症は固定した症状を示すものではなく、日によっても、一日のうちでも変動があるそうです。

　１９４７年の日本人の平均寿命は50歳前半。１９７０年で70歳前半。しかし今や平均寿命は優に80歳を超え、２０２５年には、男性の平均寿命が82歳、女性が88歳と予想され、推計上、実に７００万人が認知症と診断される、とのこと。ただ、「認知症」と診断された日を境に、人格や記憶力、判断力が変わるわけではありませんので、少しずつ以前できていた生活ができなくなり、人の助けが必要になるということです。

　ある町で行われた認知症の研究において、85～89歳の認知症の有病率は44・３％とありますから、平均寿命を生きれば認知症になるのは、ある意味、普通の流れなのでしょう。

この本の中には、「認知症になったとて、人格が崩壊するわけではないのだから、一緒に考え、それぞれの得意なこと、興味のある役割を果たして頂き、せかさず、相手の気持ちを待つ。そして、騙さないことが大切だ」と書かれています。

しかし、これは認知症のかただけへの対応というのではないでしょう。これは普段我々が生活するうえで軋轢無く、お互いが気持ちよく生きていくために大切な礼儀だと思うのです。つまり、人として大切なことなのです。

これからの高齢者時代、認知症の人の割合も確実に増えます。まわりの人がいらだつこともあると思います。しかし、我々を育ててくれた人たちです。我々よりもたくさん、苦しいことを乗り越えてこられた方々です。どんな人にも若かりし時代があり、そしてどんな人にも老いはやってきます。

いつもにこにことお話を聞く、相手の発言を待つ、行動を待つ、何度でも聞かれたら答える、というのは、現実的にはなかなか難しく、苛立つこともあるでしょう。しかし〝感謝〟と〝敬意〟の気持ちをもって接したいと思いました。

時事・社会

生きる意味について

2020年07月29日

先日、ＡＬＳの患者さんに薬物を投与し死に至らしめたとして医師が逮捕されました。この事件を受けて、人権について国はどのように考えているのかと法務省のホームページを見ました。そこには、〝人権〟とは「すべての人々が生命と自由を確保し、それぞれの幸福を追求する権利」「人間が人間らしく生きる権利」とありました。

さて、それでは難病のかたが、「ただ生かされているのは人権の侵害だ」として〝死〟を選ぶことを希望したとき、その希望を拒むのはそのかたの人権侵害に当たらないのでしょうか。動く、食べる、話すなどということができない日常の中に「人間が人間らしく生きる権利」はあるのでしょうか。

今回、死を選んだ彼女のＳＮＳの記載の中には、「常に、身体的苦痛・不快を抱え、手間のかかる面倒くさいもの扱いされ、〝してあげる〟〝してもらっているから感謝しなさい〟という屈辱的で惨めな毎日がずっとつづく。ひと時も耐えられない」という精神的な苦痛も叫ばれています。肉体的な苦痛だけでなく精神的な苦痛があることが更に大きな問題なのです。精神的苦痛が無ければ、結果は少し違ったかもしれません。

「がんばったら良くなる」「今を乗り切れば良くなる」というのであれば、多分、人は2年でも3年でもがんばれると思います。しかし、「悪くなることはあっても良くなることはない」「だんだん〇〇ができなくなる」という難病のかたに、希望が見えないにもかかわらず「それでも生きていなさい」「死んではいけません」と我々は言って良いのでしょうか。

今回の事件で、ご本人は「お手伝いしたい（＝安楽死）という（医師の）言葉が嬉しくて泣けてきました」とありますが、「やっとこの拷問状態から抜け出ることができる」と思ったときの彼女の精神的安らぎ、心がふわっとほぐれて温かく広がっていく感じを、ほんの少しですがわかる気がします。彼女は「屈辱的で惨めな毎日がずっと続く」「望まないのにこんな体で無理やり生かされているのは人権の侵害」「患者を生かすことをなぜいつまでも医療者は使命だと思っているのだろう?」と投げかけています。

我々は何のために彼女に「死んではいけない」と言うのでしょうか。「命を絶つのはいけない」と言うのは簡単です。そのことに誰も公には反論しないでしょう。しかし、本当に彼女の苦しみをわかろうとしたうえでそう言っているのでしょうか。

難病に苦しむ人の人生を他人が「もっとがんばれ」「生きていることがすばらしいのだから」と言えるでしょうか。もちろん、難病であっても本人が〝生きる〟ということを選んだのなら、我々は支えるべきです。しかし、本人が「もう終わりにしたい」というものを「だめだ」という権利は、まわりの人間にはないのではないでしょうか。同じ難病のかたでもそれぞれ考え方は違って当然であり、皆同じような生き方を選ばなければならないことはないでしょう。

医療は痛みや苦しみ、不安などを取ってあげるものです。しかし今の医療でそれができない時、本人の意思に反して、生きさせていることが本当に正しいことなのでしょうか。だれも罪を問われるようなことはしたくないから、難病の患者さんの訴えに真剣に耳を貸していない。本当にその人の苦悩と向き合っていない。我々は何のために生きているのでしょうか。

医療の現場

医師もふつうの人間

2020年08月05日

皆さんに、医師がどのような人間として映っているかはわかりません。が、たとえば、自信家で、居丈高で、人の話はあまり聞かず、人の最期に慣れていて……などと思っておられるかもしれません。

しかし、当然ですが、医師も〝ふつう〟の人間です。検査や手術の際にはやはり「うまくいくかな」と緊張しますし、亡くなったかたをお見送りするときには生前の笑顔などを思い辛くなります。私が研修医1年目のとき、主治医をしていた白血病のかたが亡くなった際には、患者さんの枕元で涙が溢れてどうしようもなくなり、トイレに行って泣きました。ポケットベルでお見送りに来るようにと呼ばれても、目が真っ赤に腫れて涙が止まらずなかなかトイレから出られなかったことを覚えています。一生懸命治療をすればするほどつながりは深くなりますから、治療歴が長かったかたをお見送りするのは本当に辛いものです。

決して医師が〝死〟に慣れているわけではありません。感情を抑えることが少しできるようになったかもしれませんが。

医師は〝人を救う〟のが仕事ですが、つまりは〝死と隣り合わせ〟ということです。〝死〟は〝生〟の対極にあるのではなく、〝死〟は〝生〟のつづきにあることを実感しています。

医師の寿命は平均寿命より10年短いと言われます。この数字には異論もあるようですが、岐阜県保険医協会の２００８〜２０１７年の調査では、開業医の死亡時平均年齢が70・8歳、また60歳台の死亡が34％と高いとあります。また、医師のアルコール依存症は一般のかたの3倍とのデータも見受けられますし、医師のうつ病も多いと言われます。２０１５年のＪＡＭＡの論文には「研修医の28・8％がうつ病または抑うつ状態をきたしている」とあり、筑波大学の前野教授らの報告などにも、抑うつ状態の医師は全体の20～30％としています。実態を知るにはもう少し調査が必要だとは思いますが、命を扱うという責任の重さ、不安、過労。そして今の時代は訴訟という問題もあり、精神的ストレスはかなりのものでしょう。

医師が何も感じていないわけではなく、精神的に強いわけでもありません。それを押し殺して仕事をしているのです。患者さんの最期に涙し、自分の無力に肩を落とします。高圧的で自分の意見を押し通し、患者さんの話に耳を貸そうともしない医師もいるでしょうが、結構、デリケートな生き物だと思っています（笑）。

患者さんが医師の何気ない言葉に元気になったり、傷ついたりすることがあると思いますが、医師も患者さんのちょっとした言葉にとても喜びを感じたり、落ち込んだりする、ふつうの人間です。あたたかく見守ってやって下さい。

大切なこと

話しやすい雰囲気で

2020年08月18日

いろんな場において、話をしやすい雰囲気があるというのは良いことです。

病院のカンファレンスでは各科の医師が集まって治療方針について意見を出し合います。すぐに手術をするのが良いのか、先に抗がん剤をするのが良いのか、放射線治療はいつするのが良いか、手術方法はどの術式が良いのか。それぞれの専門医からの意見があるわけで、この場での話しやすい雰囲気というのはとても大切です。

思っていることがあっても、頭から否定されると思えば黙ってしまうでしょうし、意見を述べて問い詰められるような雰囲気なら誰も何も言いたくないですよね。何を言っても、「まずは聞いてくれる」という安心感が大切です。

病院での事故が少ないところは雰囲気が明るいと言います。緊張がずっと続いているようなところでは、かえってミスが起こりやすいと。つまり、迷ったとき、わからないときに、そばにいる人に聞いたら教えてくれる。そして言われたことが「おかしいんじゃないかな」と思ったらすぐに確認できる。そういう雰囲気がミスの減少につながります。

職場に規律は必要です。そしてきちんとした規律のうえに、穏やかで包容力があるチームであれば、その組織は発展するでしょう。
笑顔を向けられて気分を害する人はいません。優しくされれば「この人を困らせたくない」と思ってがんばるでしょう。期待してくれれば「その期待に応えたい」とがんばるでしょう。そうして、いろんなことが快く良い方向へ動いていき、広がってくれると良いですね。

うちのような小さなクリニックも、患者さんが話しやすい場になれば良いなと思っています。ですから、「先生、内緒だけどね」と話をしてくれたり、「息子には言ってないけど、この前、薬を飲み忘れちゃってね……」などと点滴を受けながら看護師さんに話をしてくれたりすると嬉しいのです。たわいもないことだけれども、そのような気易い場所であることが嬉しいのです。

この患者さんは、今の治療を続けたいのか、止めたいのか。今の痛み止めで痛みが抑えられているのか、否か。入院している方が安心なのか、本当は自宅で過ごしたいのか。皆さんそれぞれにいろんな思いがあるわけですから、そういうことをちょっとしたことでも話してくれる、話しやすい空間に、この場所がなってくれていることを願います。

時事・社会

車の運転の是非

2020年08月19日

今年はお盆の帰省ラッシュが例年のようには見られなかったようですが、この時期は普段あまり車を運転しない人が運転して田舎に帰ることも多く、やはり事故のニュースが聞かれました。

自動車事故では、「高齢者のアクセルとブレーキの踏み間違え」や「てんかん患者さんの発作」、また「脳血管障害による意識消失」「不整脈や虚血性心疾患による意識障害」などが原因とされるものも見られます。確かに、車は１～２トンの鉄・アルミなどの塊で、それが時速数十キロ、時に１００キロを超えるスピードで突っ込んでくるわけですから、危険なことこの上ないわけです。

また、あまりニュースでは聞かれませんが、日頃患者さんを診ていて気になるのは、脳腫瘍のかたで自分で車を運転してこられるかたがいらっしゃるということです。原発性脳腫瘍は年間１００００～１５０００人ほどのかたが発症されますが、それ以外にも肺がんや乳がんからの転移性脳腫瘍のかたも多く、数万人はおられると言われています。

車は大変便利な移動手段ですから、公共交通機関を使いづらい高齢者や病気の人にとっては余計に手放せません。今や、70歳以上の高齢者は２７００万人を超え、80歳以上の高齢者は１１００万人を超えています。てんかんの患者さんは１００万人とも言われており、悪性腫瘍のかたや、心・脳血管障害のリスクをかかえているかたも運転しているわけです。

若者の無謀運転や、薬物・アルコール摂取後の運転など、防ぐことのできる許されざる危険運転はたくさんあります。高齢者＝危険運転、病気を抱えている＝危険運転というわけではありませんが、自分の意思や努力とは関係なく、老化現象による反応や判断力の低下、病気による思わぬ動作は起こるものです。それこそ誰が悪いわけでもありません。ですが、そのことにより他人に害を及ぼすということになれば、やはり考えざるを得ないと思います。

今後、医学が進歩するに従い高齢社会がますます進み、病気を持ちながら生活をしていくかたも増えていくでしょう。

世の中には、いろんな〝権利〟があります。それぞれの立場によって主張する〝権利〟は違ってきます。さて、これからの時代、いろんな物事にどこで折り合いを付ければ良いのか。それぞれの時代で、その時代特有の悩み・問題があるものだと思います。

医療の現場

信頼関係

2020年08月26日

昔、小児科の先生に言われました。「治療をするに当たって、親御さんに心配をかけるようなこと（＝合併症や副作用）は言わなくて良い」と。

多分、今の世代の人からは、「それじゃあインフォームド・コンセントではないのではないか」と思われるでしょう。しかし、その先生は、「可能性の低いリスクを述べて、親に心配をかけてはいけない」と言いました。もう30年近く前のことですが、はっきりと覚えています。

しかし、時代はかわり、「可能性のあることはすべて話す」「1％にも満たない合併症でも話す」という風潮になりました。「麻酔薬でショックを起こすかもしれません」「手術中に死亡する可能性もあります」。なぜ、このようになってしまったのかと思います。

そこにはお互いの信頼関係が薄らいだことがあるのではないでしょうか。車を買うときにも、保険に入るときにも、細かい字で書かれた分厚い説明書を貰います。私はきちんと読んだことはありませんし、なかなか全部を読む人は少ないのではないかと思いますが、何かあったときに「ここに書いてある」ということなのでしょうか。

ご存じのように、医療も完璧ではなく、まだまだわからないことがたくさんあります。「医学が進んでいる」ということは、つまりは「今は、途上」ということです。原因がわからなかったことがわかるようになったり、正しいと思われていたことが間違いだったり、無関係だと思われていた2つのことに深いつながりがあったりするわけです。

最初に書いた小児科医師のように、「親に心配をかけるようなことは、可能性が低いのであれば言わなくても良い」というような関係が築けたらいいな、と思います。もちろん、「熱が3日ほど続くかもしれません」とか「咳が治まるまで1週間ほどかかると思います」などという比較的よく見られることで、心構えとして理解しておいてほしいことはお伝えしておく必要があります。しかし、危険性が高い治療であれば医療としては認められませんから、危険なことは起こる可能性が低く、そこまで言わなくても良いと思うこともあります。

何でもかんでも書類の山になる現代。いつか「あなたにすべてお任せします」という一枚で、済む日が来るでしょうか。

◦新型コロナ

オンライン診療・オンライン授業

2020年09月16日

ウイルス感染の広がりを防止するためにいろいろな対策が取られています。人と人の接触を減らすようにということで、マスク、フェイス・シールドの着用。パーテーション越しの応対。そしてオンラインでの診察・授業・仕事。

医療の世界でも「長期処方」が可能となり、「2か月、3か月顔を見ないで薬だけ処方する」という時期がありました。多分、患者さんは、「いつも外来に行っても長い時間待たされるし、〝お変わりないですか〟と聞かれて薬を貰うだけだからオンラインが良いなあ」「これからも便利なこの方法が増えるんじゃないかな」と思われているかもしれません。

しかし、意外と我々はいろんなところを診ているのです。たとえば私が待合室に患者さんを呼びに行くときには、患者さんがソファから立ち上がる動作が遅くなっていないか、横の手すりを持っているか否か、歩く速度はどうか、などを診ています。それに、やはり胸の音を聴く、皮膚に触って湿潤の程度を診る、喉の奥が赤くないか、リンパ腺は腫れていないか、腫瘍の大きさはどうだろうか、腸閉塞の徴候は無いか、むくみは無いかなどとオンラインでは得られない情報を得ています。つまり、オンラインでできることはたくさんありますが、できないこともたくさんあるわけで、そこの見極めは大切だろうと思います。

学生のオンライン授業というものもかなり広がってきたようです。しかし、学校は勉強をするだけのところではなく、社会性を身につけるところでもあります。勉強するだけが目的なら、本を買ってきて自分で勉強すれば良いことであって、わざわざ電車に乗って学校に行く必要はありません。学校は社会に出ていくための準備をするところだと思いますから、人とのコミュニケーション能力を養い、その場の雰囲気を読む力、交渉する力をつけ、相手を思いやる気持ちを更に磨いてほしいのです。相手との距離感、温度差を感じたり、目と目で話し合ったりということは画面を通してでは、なかなかできないのではないでしょうか。

確かに新型コロナウイルス感染が広がった結果、オンラインでできることがたくさんあることに気づいたので、その点はこの機により充実させていけば良いと思います。しかし、人と人とが近距離でしか育めないこともあります。〝手当て〟という言葉が我々の仕事場ではとても大切なことなのですが、〝手を当てる〟つまり〝触れる〟ということは、心を穏やかにし、安心につながる行為だと思っています。何か辛いことがあったときに、画面の向こうで話を聞いてくれるのと、隣に座って、時には目を見て頷いてくれるのとでは明らかに違うでしょう。

遠からず、また人と人が直接ふれあい、笑ったり怒ったりできる日が戻ってくると良いですね。

医療の現場

紹介状

2020年09月30日

外来で「○○病院で△△の治療を受けたいので紹介状を書いてください」と言われることがあります。また来院された患者さんに「うちでは◎◎の検査ができないので、◇◇病院を紹介しますね」と紹介状を書くこともあります。

紹介状は多くの場合、10分、20分で書けるものではありません。病気の経過が長いかたでは、過去の血液検査のうちの大切なところを選び出さないといけませんし、たくさん撮ったＣＴやレントゲン、ＰＥＴなどのうち、治療の効果判定や治療方針の変更に必要だったものを選びますので、意外と時間がかかります。

また、いつからどんな抗がん剤を使ったか、放射線治療はどこにどれだけ照射したかなど、全体の流れを知ったうえでポイントを選んでまとめるので、やはり1時間、2時間はかかってきます。ですから、紹介状を依頼される場合には、数日間の時間の猶予を下さいね。なかには、

「先生いいですよ、ゆっくり書いて下さい、待っていますから」と優しく言ってくださる方もおられますが、やはり焦ります。できれば、その日の仕事が一段落してから、頭の中を整理して書きたいのでお時間をくださいませ。

昔は電子カルテではなかったので、紹介状も手書きでした。ですから頂いた紹介状も、急いで書かれていたり、達筆過ぎたりすると何が書いてあるかわからない。飛び跳ねたドイツ語は余計にわからない。けれど、紹介元の先生の年齢や性格、その時の忙しさなども垣間見えて味がありました。今は、電子カルテなので、後から追記したり削ったりすることも簡単ですし、字が達筆過ぎて（汚すぎて）読めないということもなくなりました。ただ、そのぶん、画一的、平坦になり面白味がなくなりましたが。

紹介状は長すぎてもお忙しい相手の先生になかなか読んで頂けないでしょうから、要点をなるべくまとめて書きます。また、外来に来られている患者さんが、その先生のことを信頼されていると感じられればお手紙にそのことを書きます。直接お礼を言われるのもうれしいとは思いますが、第三者から聞くとまた違ったうれしさがあるのではないかと思っています。患者さんと主治医の間柄はとても大切なので、私の紹介状が少しでも潤滑油になればと思っています。

しかし、患者さんの希望や意見を頭から否定されているようなときには、「私も若いころには……」などと遠回しに書くこともあり、紹介状を書きながら「私も歳をとったなあ」と思うこの頃です。

時事・社会

日本学術会議

2020年10月07日

日本学術会議の会員は3年に1度、会員の半数にあたる１０５名を入れ替えます。今年もこの１０５人の推薦がされたのですが、菅総理はうち6名を除外し任命しませんでした。私は「日本学術会議」たるものがどのようなことをしているのか、具体的には知りません。ただ、それぞれの専門家の立場から政策提言をすることによって、国の方向性を学問的に理論的に支えているところだと認識していました。ですから、政府が「会議が推薦した学者の任命を拒否する」ことがある、つまり学術会議が政府の管轄下・支配下にあるとは思っていませんでした。

今回の任命拒否の件があったため、日本学術会議のホームページを見てみたところ「日本学術会議は、科学が文化国家の基礎であるという確信の下、〈中略〉昭和24年（１９４９年）１月、内閣総理大臣の所轄の下、政府から独立して職務を行う『特別の機関』として設立されました」とあります。この会議は、我が国の人文・社会科学、生命科学、理学・工学の全分野にわたる約87万人の科学者を内外に代表する機関であり、〝政府に対する政策提言〟〝国際的な活動〟などが役割であると。

今回の任命拒否に関して、「理由があるからこの6名を除外した」はずですから、「6名のうち5名は名前も知らなかった」という総理の発言を聞いて驚きました。名前も知らない学者を何の理由があって除外したのでしょうか。それとももしかしたら「理由はないけどなんとなく除外した」のでしょうか。まさか……そんなこと……無いですよね。

一国のリーダーとして、人々の模範となるように、子どもたちのお手本になるように、みんなが納得するような理由を述べてほしいものです。「俯瞰的にみて」とか、「総合的に」とか、曖昧な、抽象的な物言いを多くされますが、ここはびしっと決めていただきたい。

果たして政治は学問の上にあるのでしょうか。日本学術会議に年間10億円の政府予算を出していることと、学会が推薦した人を拒否できることがどうつながるのでしょうか。その分野の学問について何も知らない全くの素人である政治家が、一流の専門家の推薦した学者を認めないなら、それ相応の理由説明があってしかるべきでしょう。

今回もそれなりの理由を説明してくれ、その理由に納得がいけば何の問題も無いのです。理由を説明しないからややこしい。堂々と「こうこうこうだから任命しなかった」となぜ言えないのでしょうか。

「国民の皆様にご理解頂けるように丁寧にご説明申し上げる」とよく仰っていますから、納得のいく説明を楽しみに待っていますね。「国民は頭が良くないからそのうちに忘れるだろう」って？　いやいやしっかりと覚えていますよ。

新型コロナ

医療従事者なのになぜ感染するのか？

2020年10月21日

新型コロナウイルスに感染すると誹謗中傷されるケースがみられるといいます。そのため、それに対して条例制定を検討している自治体があるとか。こんなことに規則を作らないといけないのかと残念に思いますが、これが現実のようです。これはヘイトスピーチでも同じで、ヘイトスピーチを禁止する条例をいくら作っても、根本的に考え方が変わらなければ真の意味での解決にはなりません。

さて、新型コロナウイルスに感染した患者さんの治療には多くの医療従事者が当たります。検査技師、看護師、医師と多くの人々がかかわります。そして最初は受付さんが応対しますね。

そんな中、院内感染、施設内感染という言葉がニュースで聞かれ、「なぜ医療の専門家が感染するのか？」「少し慣れてきて気が緩んでいるのではないか」「ちゃんと感染対策をしているのか」という発言が、コメンテーターなり司会者の口から聞かれることがあります。しかし、そのような発言を聞くと、とても残念に思います。

マスクをし防護服を着ていても、ウイルスが飛び交っている場所に飛び込んでいくわけです。感染しなければ幸いだけれど、感染したことを「おかしい」と言われ、「プロなのになんたることか」という叱責めいた言葉を投げられると悲しくなります。このような言葉は懸命に働いている医療スタッフの張り詰めた糸をプツンと切ることになるでしょう。

新型コロナウイルス感染症とは全く別の症状で受診した人が感染しているやもしれず、「常に患者の受け入れに万全を期す」のは、人材、物資、財力すべてが潤沢に調っていないと〝無理〟です。産気づいた妊婦さんが感染しているかもしれない。転んで骨折したおじいさんが感染しているかもしれない。喘息の発作できた若者が感染しているかもしれない。不整脈で心肺停止になった人が感染しているかもしれない。はたまた、お見舞いに来た患者さんの家族が感染しているかもしれません。「医は仁術」と教えられてきましたが、気持ちだけではどうしようもないこともあります。

日本は感染を減らす対策を積極的にしていないにもかかわらず、今のところ感染者が急増しないのが不思議ですが、止むことのない感染者に病院関係者は心身ともに疲弊しています。

「ＧｏＴｏＴｒａｖｅｌ」「ＧｏＴｏＥａｔ」と経済を動かすための政府の方針により、少しずつ賑わいを見せはじめたところもあり、このこと自体は経済的に苦しい状況におかれたかたたちにとっては朗報だと思います。しかし、その一方で、「ＧｏＴｏＴｒａｖｅｌ」も行けず、「ＧｏＴｏＥａｔ」にも行けない医療関係者もたくさんいます。そのかたたちに温かいまなざしを投げかけてこそすれ、感染したことを非難するのは理不尽だと思いませんか。そのようなかたはご自分が新型コロナウイルスに感染したかもしれないときにどうするのでしょうか。ただ、一方で、ねぎらいの言葉をかけてくれるかたもたくさんおられますので、その言葉に救われます。

　医療従事者が感染したとしても、それは「プロなのになぜ」と責められるものではなく、リスクを背負って、そこに飛び込んで仕事をしている結果なのです。そこに思いを傾けてくれると嬉しく思います。

医療の現場

専門性

2020年11月11日

「医師は病気のことについては、一通りは知っている」となんとなく思っていませんか？

残念ながら、あまり知りません。何も知らないわけではありませんが、やはり得意分野と不得意分野があります。眼科、皮膚科となるとそれぞれの専門のイメージがあるようで、あまり聞かれることもありませんが、内科の場合は「腰が痛い」「親指が曲がりにくい」「手がしびれる」「声がかすれる」と、なんでもあります。〝とりあえず内科〟ですね。

時にサプリメント、食事、運動などについても聞かれることがありますが、ほぼお手上げ状態です。漢方も処方を希望されることが少なくありませんが、漢方も奥が深くて難しいのです。しっかりと勉強をしないと、軽々に出せるものではありません。

大きな病院に行くと、いろんな〝科〟があります。まず、「自分はどの〝科〟に行けばよいのか」というところから始まります。「腰が痛いけど、整形外科かな、内科かな、外科かな」「お腹が痛いけど、内科かな、婦人科かな、外科かな」「のどが痒いけど、耳鼻科かな、内科かな」。確かにいろんな〝科〟があって受診するべき〝科〟がわかりません。ただ、どこにでも入ってくるのが〝内科〟ですが（笑）。

一般的によく耳にするのは、外科、内科、小児科、産婦人科、耳鼻科、眼科、整形外科、皮膚科あたりでしょうか。その中の内科なら、更に、循環器内科、呼吸器内科、消化器内科、内分泌内科、神経内科、血液内科、膠原病内科……となり、循環器内科なら更に高血圧、虚血性心疾患、弁膜症、不整脈、……と分かれていきます。専門になればなるほど、そのことについては大変よく知っているけれど、それ以外のことはあまり知らない。知識の積分値でいうと同じくらいなのかもしれません。

〝大学の先生〟というだけで、何でも知っているとは思わないですよね。「宇宙物理が専門」か、「シェークスピアが専門」か、「中東情勢が専門」か。それこそすごくいろんな分野があると思います。ですから、〝大学の先生〟と言っても、「なんの専門の先生かな」と思います。

医師も同じで、内科の医師は「腰が痛い」と言われても、〝頭が内科〟になっていますから〝内科〟に結びつけて考えます。「腎結石かな」「もしかしてがんの骨転移かな」「多発性骨髄腫じゃないよね」となります。他科の先生なら思い浮かぶ疾患もなかなか思いつかないのです。

今は患者さんも各科の専門を考えて受診されるかたが多くなったように思いますが、居酒屋さんの〝とりあえずビール〟ではないですが、〝とりあえず内科〟というかたがまだまだ多く、「うーん、それはちょっと……」と唸ることもあります。ただ、それが勉強のきっかけになるので私としては結構楽しいのですが。

今は、いろんな情報が手軽に入手できるので、大切な時間を無駄にしないためにも、緊急でなければ「何科を受診するのが良いか」、ちょっと調べてみるとおもしろいと思います。

がん治療

術後の抗がん剤治療

2020年11月18日

がんの手術を受けたとします。早期であれば手術だけで治療は終わり。しかし、ある程度病期が進んでいる場合や、病理組織検査の結果、がん細胞の顔つきが悪かった場合などには、「再発予防のために、術後、引き続き抗がん剤治療をしましょう」と言われることがあると思います。

すると、「追加の抗がん剤を受けないと再発するのだろう。それなら抗がん剤治療を受けよう」と思うでしょうし、「追加の抗がん剤治療を受けたら、再発しないだろう」と思うのではないでしょうか。

しかし、そうではありません。たとえば再発のリスクが50％のがんがあったとして、術後抗がん剤治療を受けたら、そのリスクが「40％になる」くらいのものです。つまり、10％ほど再発率が下がるということ。

さてこの10％の違いを「この差は大きい」ととるか、「あまり変わらない」ととるかは人それぞれです。たとえば、75歳のかたががんの手術後、「抗がん剤をしましょう」と言われても、「副作用が辛そうだからしない」という選択もありでしょう。また、たとえば40歳のかたであれば、「子どもがまだ小さいから、少しでも再発のリスクを下げられるのなら」と「抗がん剤治療をする」という選択もあります。

術後抗がん剤をしなくても、50％の人は再発しないとなると、そのかたにとっては、半年なり1年なりの抗がん剤治療は、副作用に悩まされるだけで意味がなかったことになります。抗がん剤による体力の減退、通院にかかる時間や費用の問題、仕事の問題、精神的負担。いろいろなことを総合的に考えて判断することになります。しかし、術後再発するか、しないかはわかりません。抗がん剤治療をしたから再発しなかったのか、抗がん剤治療をしなくても再発しなかったのかは、わからないのです。ですからどちらが正しいというものではなく、それぞれの立場、生活スタイル、考え方で選ぶことになります。

仮に抗がん剤治療を受けずに再発したときに、「ああ、あのときに受けておけば良かった」と思わなければ、受けないという選択はありです。抗がん剤治療を受けたのに再発したら「ああ、あんなしんどい思いをして、半年間も抗がん剤を受けなければよかった」と思うかもしれません。正解が無い問題ですから、どちらが良い悪いではありませんし、選んだことの結果に関しては誰のせいでもありません。

世の中には、〝正解が無い〟ものはたくさんあります。同時に選べないものは比較ができないのでなんとも言えません。その時に、いろいろ考えて、悩んで選んだ選択が良かったのです。

術後に抗がん剤治療をするというのは60年ほど前から試みられていることですが、その当時は、抗がん剤の上乗せ効果が４％、５％というものでした。しかし、新しい抗がん剤が開発されたり、副作用を抑える薬が開発されたりして、上乗せ効果は少しずつ良くなってきています。

もし、手術後に抗がん剤治療を勧められたなら、その効果の程について、主治医にお聞きになるのもいいと思います。

〈著者紹介〉

牧田香理（まきた かおり）

平成２年　奈良県立医科大学　卒業
平成２年　日本大学医学部板橋病院　第一内科
平成５年　奈良県立医科大学　第二内科
平成10年　奈良県立医科大学大学院　卒業
平成11年　奈良県立奈良病院　血液内科
平成12年　大阪市立大学附属病院　血液内科
平成19年　彩都友紘会病院　腫瘍内科　部長
平成26年　瀬田クリニック大阪　医師
平成28年　瀬田クリニック大阪　院長
平成30年　北大阪メディカルクリニック開設
内科認定医、血液内科専門医、日本再生医療学会 再生医療認定医

幻冬舎ルネッサンス新書　217

考《かんが》え続《つづ》けるということ　内《ない》科《か》医《い》の思《し》考《こう》ノート

2021年3月10日　第1刷発行

著　者　　牧田香理
発行人　　久保田貴幸

発行元　　株式会社 幻冬舎メディアコンサルティング
〒151-0051　東京都渋谷区千駄ヶ谷4-9-7
電話　03-5411-6440（編集）

発売元　　株式会社 幻冬舎
〒151-0051　東京都渋谷区千駄ヶ谷4-9-7
電話　03-5411-6222（営業）

ブックデザイン　田島照久
印刷・製本　中央精版印刷株式会社

検印廃止

ISBN 978-4-344-93288-3 C0295
幻冬舎メディアコンサルティングHP
http://www.gentosha-mc.com/